GOLDMANN
Lesen erleben

Buch

In diesem Buch geht es um Vertrauen, Romantik, Eifersucht und Sex – um die Auseinandersetzung mit den kleinen und großen Missverständnissen und Kränkungen in einer Partnerschaft. Wolfgang Schmidbauer, einer der bekanntesten Paartherapeuten Deutschlands, stellt sich problematischen Szenen aus dem Liebesalltag und zeigt, wie man die zahlreichen Stolperfallen und Fettnäpfchen erfolgreich umgeht. Mit Weitblick und einer unerlässlichen Portion Humor werden so all die großen und kleinen Fragen geklärt, die das Beziehungsleben Tag für Tag stellt: Darf sie mit Zuneigung geizen? Enthüllt Alkohol seinen wahren Charakter? Muss man die alten Anekdoten immer wieder ertragen? Und natürlich: Lässt sich Sex verhandeln?

Autor

Dr. Wolfgang Schmidbauer, geboren 1941, studierte Psychologie und promovierte 1968 über »Mythos und Psychologie«. Er ist der Gründer eines Instituts für analytische Gruppendynamik und einer der renommiertesten Psychotherapeuten Deutschlands. Wolfgang Schmidbauer arbeitet als Autor und Psychoanalytiker in eigener Praxis in München.

Von Wolfgang Schmidbauer außerdem im Programm
Kleines 1x1 der Seelenkunde (17206)
Mobbing in der Liebe (17077)

Wolfgang Schmidbauer

Lässt sich Sex verhandeln?

Die großen Fragen der Liebe

Unter Mitarbeit
von Tillmann Prüfer

GOLDMANN

Alle Ratschläge in diesem Buch wurden vom Autor und vom Verlag sorgfältig erwogen und geprüft. Eine Garantie kann dennoch nicht übernommen werden. Eine Haftung des Autors beziehungsweise des Verlags und seiner Beauftragten für Personen-, Sach- und Vermögensschäden ist daher ausgeschlossen.

MIX
Papier aus verantwortungsvollen Quellen
FSC® C014496
FSC
www.fsc.org

Verlagsgruppe Random House FSC-DEU-0100
Das für dieses Buch verwendete FSC®-zertifizierte Papier
Classic 95 liefert Stora Enso, Finnland.

1. Auflage
Erweiterte Taschenbuchausgabe Juli 2011
Wilhelm Goldmann Verlag, München,
in der Verlagsgruppe Random House GmbH

Dieses Werk wurde vermittelt durch die Michael Meller Literary Agency, München.
Umschlaggestaltung: Uno Werbeagentur, München
Umschlagmotiv: © Plainpicture/Maskot
Satz: Uhl + Massopust, Aalen
Druck und Bindung: GGP Media GmbH, Pößneck
KW · Herstellung: IH
Printed in Germany
ISBN 978-3-442-17263-4

www.goldmann-verlag.de

Inhalt

Vorwort

Wie das so ist mit Erinnerungen: Namen vergisst man, Szenen und Situationen bleiben haften. So sagte einmal eine junge Frau zu mir, sie habe den Jungen geheiratet, der sie erstmals im Leben richtig zum Lachen bringen konnte. Dieser Gedanke hat etwas Bezauberndes.

Je mehr Paare ich in meiner Praxis kennengelernt habe, desto höher ist meine Meinung über den Wert des Lachens im Leben und auch in der Liebe, die oftmals voller Missverständnisse ist. Nun liegt es an den Liebenden selbst, ob sie diese tragisch nehmen oder ihnen eine komische Seite abgewinnen können.

Ich erinnere mich an ein Paar, beide Fachärzte, beruflich erfolgreich, eine zehnjährige Tochter. Die Erotik der beiden hatte unter dem beruflichen Ehrgeiz gelitten. Der Mann arbeitete Tag und Nacht, um seine Praxis aufzubauen. An ihrem Geburtstag schenkte er seiner Frau einen Sportwagen. Als die Tochter in die Schule kam, führte sie ihre Ausbildung fort. Dazu pendelte sie in das Krankenhaus einer anderen Stadt und begann dort eine heimliche Liebesbeziehung mit einem Kollegen. Nach Abschluss der Ausbildung baute sie ihre eigene Praxis auf und wünschte sich ein zweites Kind. Um reinen Tisch zu machen, unbewusst vielleicht auch, um ihm zu zeigen, dass sie eine begehrenswerte Frau war und ihn nach wie vor mehr begehrte als andere Männer, gestand sie ihm den Seitensprung.

Seine Reaktion freilich ließ alle Blüten welken. Er war bitterböse, sehr verstört, schwankte zwischen Wutausbrüchen und Selbstmordfantasien. Er hatte sich für die Familie verausgabt, war nach Hause gehetzt, um die Tochter zu betreuen, während sie sich mit ihrem Liebhaber herumtrieb!

In der anschließenden Paartherapie versuchte ich alles Mögliche, um die beiden einander näher zu bringen. Am eindrücklichsten in Erinnerung geblieben ist mir die Frage an den eifersüchtigen Ehemann, ob er schon jemals daran gedacht hätte, die Geschichte mit Humor zu nehmen? Er schaute mich an wie der Pfarrer ein Kind, das während der Messe kichert. Doch ich blieb hartnäckig. Ob er denn glaube, er sei der einzige Mann auf der Welt, dem das passiert sei?

Es vergingen Monate, und die beiden meldeten sich nicht wieder. Ich war unsicher, ob ich ihn durch meine flapsige Intervention vergrault hatte. Doch dann kam die Mail seiner Frau: ... sie sei schwanger und alles bestens ...

Liebende können einander das Leben zum Himmel auf Erden machen – zur Hölle aber auch. Therapeuten vermögen weder das erste, noch in-szenieren sie in der Regel das zweite. Aber die Paartherapie zeigt immer wieder, dass die Selbstregulation von Liebesbeziehungen bemerkenswerte Kraft entfalten kann, wenn erst einmal verbissene Rechthaberei durch Wahrnehmung ersetzt wird, missionarisches Eindringen in das Gegenüber durch den Respekt des Feldforschers vor der fremden Kultur und vorwurfsvoller Ernst durch die Bereitschaft zum manchmal durchaus auch humorvollen Spiel mit Gefühlen und Gedanken.

Zwei Journalisten der Wochenzeitung DIE ZEIT, Stefan Lebert und Tillmann Prüfer, kamen auf die Idee, mich mit einer Sammlung von wahren Geschichten aus dem Liebesalltag zu konfrontieren und Kommentare einzufordern. Daraus wurde schließlich eine Kolumne im ZEITmagazin – und dieses Buch.

WOLFGANG SCHMIDBAUER

Na Schatz, wie war dein Tag? Er ist ein paar Tage auf einem Kongress, am Abend telefoniert er mit seiner Freundin. Sie fragt: »Wie war der Tag, mein Schatz.« – »Oh, heute Morgen war ein neuer Workshop über neue Lösungen in der Automatisierungstechnik und Steuerungstechnik.« – »Aha, und was gab es noch?« – »Wir hatten auch ein Seminar über Knowlegde-Management.« – »Ach.« – »Danach musste ich zu einem Vortrag über Projektplanung und Outsourcing.« – »Und sonst gibt es nichts zu sagen?« – »Eigentlich wollte ich jetzt noch zum Roundtable über Anlagenprojektierung, aber ehrlich gesagt, bin ich jetzt einfach zu müde dazu.« – »Verstehe«, sagt sie.

WOLFGANG SCHMIDBAUER:

Ich fürchte, er ist kein Eulenspiegel, der dadurch eine komische Situation schafft, dass er genau macht, was ihm gesagt wird, und dadurch genau das Gegenteil von dem bewirkt, was wirklich gefragt ist. Er betet herunter, was er den Tag gemacht hat, schließlich hat sie ihn ja gefragt. Und sie hört geduldig zu, obwohl es sie kein bisschen interessiert. Sie unterbricht ihn nicht, und sagt: Komm, ich will wissen, wie es dir geht. Wäre so einfach. Auch er könnte mal fragen: Und du? Klingt gar nicht gut, dieser Dialog. Er enthält keine Liebe, sondern nur vermiedene Aggression.

Darf sie mit Zuneigung geizen?

Die beiden sind seit kurzem ein Paar und sich einig, einander nicht mit vielen Ansprüchen zu belasten. Sie wollen ihre Liebe nicht mit Verpflichtungen und Treueschwüren erschweren. Er stellt keine Forderungen an seine neue Freundin, aber gibt sich alle Mühe, die Beziehung zu bereichern. Er kocht für sie, besorgt Theaterkarten und plant gemeinsame Wochenenden. Sie lässt sich das gerne gefallen. Aber er wartet vergeblich darauf, dass auch sie sich stärker engagiert. Sie macht jedoch keine Anstalten, das Beziehungsleben zu vertiefen. Irgendwann sagt er, dass er sich mehr Verbindlichkeit von ihr wünsche. Und dass er das alles nicht für eine Frau tun möchte, die sich überhaupt nicht an ihn gebunden fühlt. Sie abweisend: »Willst du mit Theaterkarten Anteile an mir kaufen?«

WOLFGANG SCHMIDBAUER:

Ich kann ihre Reaktion gut verstehen. Er hat versucht, subtil Grenzen zu verschieben. Sie musste glauben, dass er sie allein deshalb umwirbt, weil er ihr nahe sein möchte, nicht weil er sie verpflichten will. Wenn ihr Partner darauf den Anspruch auf Gegenleistung gründet, muss sie das verstimmen. Er hat mit ihr einen Anfangspakt entworfen, in dem die Liebe das Kind der Freiheit ist; er kann jetzt nicht sein eigenes Verhalten zur Regel machen. Wer sich Dankbarkeit verdient, bringt sich in eine gute Position. Wer sie aber einklagt, verspielt den gewonnenen Bonus. Es ist in Beziehungen besser, von Herzen zu schenken und von Herzen geizig zu sein, als aus Berechnung zu schenken und zu hoffen, dass sich so der Geiz des Gegenübers übertölpeln lässt.

Wie viel Papi darf ein Mann sein?

Das Baby ist da. Sie hat sich gerade mit einer kleinen Firma selbstständig gemacht. Also schlägt er vor, dass nicht sie, sondern er Elternzeit nimmt und zu Hause bleibt. Sie ist begeistert und stolz auf ihren progressiven Mann. Er geht in seiner neuen Rolle voll auf und kümmert sich mit Begeisterung um die gemeinsame Tochter. Allerdings hat seine Frau nach etlichen Monaten den Eindruck, ihm gefalle das Hausmann-Dasein etwas zu gut. Während sie mit Erfolg ihr Geschäft aufbaut und viel unterwegs ist, hat er kaum Ehrgeiz, in seinen Job zurückzukehren. Sie stört, dass er bequem wird und sich weniger pflegt. Er wirft ihr vor, dass er ihr den Rücken für ihren Job freihalte und sie ihm mehr Zuwendung geben müsse. Sie fragt sich, warum sie ihren Partner so wenig begehrt.

WOLFGANG SCHMIDBAUER:

Eigentlich haben es die beiden richtig gemacht. Wenn der Vater sich um das Baby kümmert, hat ein Paar gute Chancen, die schwierigen Jahre nach einer Geburt zu überstehen. Väter gehen der Familie oft verloren, wenn sie die Kränkung nicht verarbeiten können, dass der Mutter das Kind so überaus wichtig ist. Mütter hingegen können sich für einen Mann begeistern, der ihr Kind versorgt. Sie holen am Abend nach, was sie tagsüber versäumt haben, während der Vater oft nur noch den Stress des Arbeitstages spürt, sobald die eheliche Wohnung in Sicht ist. Er wird mit seinem Töchterchen selbst halb zum Kind und glaubt an den Sex-Appeal der Glucke. Die Mutter fühlt sich ignoriert und verliert die Lust. Er sollte darauf achten, dass nicht nur ein Kind, sondern auch eine erotische Beziehung gepflegt werden muss.

Muss ich ihre Möbel schön finden?

Sie sind endlich zusammengezogen. Dazu haben sie ihre Haushalte zusammengelegt. Er hat in seinem Junggesellenleben auf seine Einrichtung nicht sehr viel Wert gelegt. Deswegen ist sein Mobiliar etwas ramschig. Außerdem hat sie mehr Geschmack, wie sie selbst immer wieder feststellt. Bei der Einrichtung übernimmt sie die Federführung. Dies führt schließlich dazu, dass die gemeinsame Wohnung voll mit ihren Möbeln ist, während seine Ausstattung im Keller oder sogar auf dem Wertstoffhof landet. »Du hast ja mein ganzes Vorleben entsorgt«, stellt er betreten fest. »Entschuldige mal, du wirst ja nicht verlangen wollen, dass ich mit dir zwischen Sperrmüll lebe«, hält sie dagegen. »Du kannst froh sein, dass du nicht mehr in einem Schrotthaufen leben musst.« Sechs Monate später zieht er aus.

WOLFGANG SCHMIDBAUER:

Menschen hängen an ihrem vertrauten Gehäuse meist mehr, als sie es selbst wissen. Die beiden sind der Versuchung erlegen, die Konfliktpotenziale zu verleugnen, die in dieser Zusammenführung unterschiedlicher Welten stecken. Zusammenziehen ist nicht nur romantisch, es ist auch ein Kräftemessen. Mein Tipp: Behandeln Sie Ihren Partner wie einen Gegner, der versucht, in Ihr Territorium einzudringen. Kämpfen Sie, wenn er versucht, Ihnen Ihre Vorstellung vom Wohnen wegzumissionieren. Liebende müssen lernen, Stil und Schrullen des anderen zu respektieren. Jeder soll seinen eigenen Raum nach seinem (Nicht-)Geschmack füllen dürfen. Nur über die gemeinsamen Räume wird zusammen entschieden. Ansonsten bleibt dem im Territorialkampf Unterlegenen nur der Guerillakrieg.

Muss Sex romantisch sein?

Die beiden hatten Streit. Sie haben lange gesprochen und sich schließlich wieder vertragen. Im Bett versucht er später, sie zum Sex zu animieren. Sie erduldet eine Weile seine Bemühungen, dann sagt sie ihm, dass sie keine Lust habe. »Wenn wir einen romantischen Tag gehabt hätten, dann würde ich bestimmt mit dir schlafen wollen«, sagt sie. »Aber heute hatten wir keinen schönen Tag, wir hatten Streit.« Er ist frustriert: »Sex gehört doch zur Romantik dazu.« »Für dich funktioniert das vielleicht so, für dich wäre wahrscheinlich jeder Tag ein glücklicher Tag, wenn wir nur Sex hätten«, schnaubt sie. »Das stimmt vielleicht«, trotzt er, »aber dass Sex mit dir mich glücklich macht, das reicht dir wohl nicht!« Beide rollen sich in ihre Decken und schlafen ein.

WOLFGANG SCHMIDBAUER:

Der Streit war nicht zu Ende. Im Bett fand er vermutlich sein eigentliches Thema. Für ihn ist Sex die Voraussetzung für romantische Gefühle und eine funktionierende Beziehung. Für sie sind romantische Gefühle die Voraussetzung dafür, dass sie sich sexuell öffnen kann. Einer muss also im Bett immer klein beigeben. Das macht es schwierig: Sex kann hier nicht als Versöhnungsritual funktionieren, weil er ihn für die Basis hält und sie für den Überbau. Die Gefahr droht, dass beide zu dem frustrierenden Kompromiss einer entsexualisierten Beziehung finden. Er wird am nächsten Morgen kaum romantischer gestimmt sein, und sie wird ohne sein Werben keine Lust entwickeln. Fazit: Ein gemeinsamer Begriff von Romantik (zumindest aber die Entwicklung von Humor angesichts eines Mangels daran) schützt vor Lustverlust.

Enthüllt Alkohol seinen wahren Charakter?

Sie sind erst kurz liiert und bei ihren Freunden eingeladen. Sie trinkt kaum Alkohol, er umso mehr. Nach etlichen Gläsern Wein hat er einen leicht glasigen Blick und ein schiefes Grinsen. Sie kennt ihn als sehr zurückhaltenden Menschen. Nun sieht sie ihn das erste Mal betrunken. Er erzählt plötzlich schmutzige Witze und hört auch nicht auf, als niemand wirklich darüber lacht. Auf dem Höhepunkt seiner Laune lobt er das Dekolleté der Gastgeberin. Als sie nachher neben ihrem schnarchenden Freund liegt, kann sie nicht einschlafen. Soll sie über den peinlichen Abend hinwegsehen? Sie muss daran denken, was eine Freundin ihr gesagt hatte: Warte, bis dein neuer Freund wirklich betrunken ist, dann zeigt sich sein wahrer Charakter. Ist sie mit einem Proleten zusammen?

WOLFGANG SCHMIDBAUER:

Den Rat der Freundin halte ich für ausgesprochenen Blödsinn. Es sagt überhaupt nichts über den »wahren« Charakter eines Menschen, wie er sich verhält, wenn er unter Drogen gesetzt wird. Wäre er Alkoholiker, sähe die Sache natürlich anders aus. Sie sollte diesen Vorfall aber auch nicht taktvoll übergehen, sondern die Auseinandersetzung suchen. Er muss begreifen, was sie stört, und mit ihr überlegen, wie sich solche misslungenen Abende vermeiden lassen, beispielsweise indem sie nach Hause geht, sobald sie sich für ihn schämt. Er soll sich alleine blamieren. Das leuchtet mir mehr ein, als zu kontrollieren, wie viele Gläser er leert. Vielleicht gelingt es ihm auch, im nüchternen Leben weniger verklemmt zu sein. Dann muss er nicht so viel nachholen, wenn er betrunken ist.

Muss ich mich dem Willen seines Vaters beugen?

Sie lebt seit fast zehn Jahren mit ihrem Mann zusammen, der als Unternehmensberater in der Firma seines Vaters arbeitet. Die beiden haben ein Kind. Sie wohnen auf dem Land, ungefähr eine Autostunde von der Stadt entfernt, in der sich die Firma des Vaters befindet. Nun verlangt der Vater, dass sein Sohn mit seiner Familie in die Nähe der Unternehmensberatung zieht, denn dieser soll als künftiger Geschäftsführer aufgebaut werden; der Vater will sich in absehbarer Zeit aus dem Geschäft zurückziehen. Für seinen Sohn sei es ohnehin praktischer, wenn er nur einen kurzen Weg zum Büro hätte. Sie ist dagegen und glaubt, dass die Ortsveränderung für mehr stehen würde als nur für einen Umzug. Sie findet, dass ihr Mann sich seinem Vater gegenüber in zu große Abhängigkeit begibt. Sie möchte, dass er vor allem auf ihre Bedürfnisse Rücksicht nimmt. Was soll sie tun?

WOLFGANG SCHMIDBAUER:

Ich fürchte, er neigt dazu, seinem Vater und ebenso seiner Partnerin zu vermitteln, dass er jedem von ihnen ganz gehört. Dann ist es nach zehn Jahren recht schwierig und für alle Beteiligten kränkend, ein Claim aufzuteilen, von dem jeder bisher geglaubt hat, es stehe ihm alleine zu. Vielleicht hat sie sogar in der Vergangenheit gehofft, ihr Partner werde sich vom Vater lösen. Der Vater hingegen ist überzeugt, das Beste für seinen Sohn zu tun. Dabei ist dessen Frau bisher in den Erwägungen des Vaters gar nicht aufgetaucht. Sie sollte sich dem Umzug verweigern. Dann muss sich ihr Mann einer Auseinandersetzung stellen, die er bisher vermieden hat. Und dann wird die Beziehung eine Entwicklungschance haben. Die bisher versteckte Rivalität muss sich klären. Denn wenn er wirklich in die Fußstapfen seines Vaters tritt, muss sie sich fragen, ob sie ihn so lieben kann.

Wie offen darf eine offene Beziehung sein? Die Affäre dauert erst einige Wochen. Er hat ihr von Anfang an gesagt, dass es auch nicht mehr werden wird, weil er keine Beziehung will. Nach und nach verlagern sich die Treffen vom Bett in die Außenwelt, die beiden gehen essen, ins Kino, fahren zum Baden, machen einen Kurzurlaub, er überspielt ihr seine Lieblingsmusik, schenkt ihr ein Buch seines Lieblingsautors. Dass er keine Beziehung will, sagt er zwar zwischendurch immer mal wieder, aber sie hält sich an den Ratschlag ihrer Freundinnen, die meinen: »Kein Mann sagt je, dass er eine Beziehung will.« Zwei Monate später trifft sie ihn überraschend vor seiner Wohnung, wo er wild mit einer anderen knutscht. Sie ist entsetzt, er erstaunt. Er sagt: »Ich habe dir doch immer gesagt, dass ich nichts Festes will.«

WOLFGANG SCHMIDBAUER:

Beide Reaktionen sind verständlich. In der Liebe gibt es völlig unlogische Sprachgebräuche; die Rede von dem engen Kontakt, der doch keine Beziehung sein soll, ist ein verbreitetes Defensivmodell gegen unterstellte Ansprüche an Verbindlichkeit und Dauer. Für manche Menschen, vor allem Männer, sind nur Beziehungen angstfrei, die sie als Nichtbeziehungen deklarieren. Das Beispiel zeigt, wie verwirrend es ist, wenn Dritte (in diesem Fall die Freundinnen) hinzugezogen und Zeichen gedeutet werden. Die Frau in diesem Beispiel würde so viel Intimität nur mit jemandem zulassen, an den sie sich gebunden fühlt; er tut es vielleicht nur, weil er zwischendurch anderswo Freiheitsfantasien nähren kann. Die beiden sollten sich nicht empören, sondern überlegen, ob sie eine Zukunft haben.

Warum verliebe ich mich in die Falschen?

Sie ist 32 Jahre alt, lebt in Berlin und ist sehr hübsch. Leider hat sie kein Glück mit ihren Beziehungen. Sie lässt sich stets mit Männern ein, die entweder fest liiert sind oder sich als bindungsunfähige Egoisten erweisen. Wenn sich ihre Affären zwischen ihr und der Freundin entscheiden müssen, scheuen sie stets davor zurück, die Partnerin zu verlassen. Bei Männern, die ungebunden sind, hat sie nicht viel mehr Erfolg. Anfangs ist sie sehr verliebt, aber dann hat sie das Gefühl, dass es ihren Partnern gar nicht um sie geht, dass sie nicht bereit sind, auf ihre Bedürfnisse einzugehen, dass es den Männern meistens sogar nur um unverbindlichen Sex geht. Egal, wie sie es anstellt, am Ende bleibt sie als die Verlassene, Verletzte zurück. Dabei wünscht sie sich nichts mehr als eine wirkliche Beziehung. Aber eine Beziehung ist für sie etwas Abstraktes. Sie kann sich gar nicht vorstellen, wie eine echte Beziehung sich anfühlt, sagt sie.

WOLFGANG SCHMIDBAUER:

Ein klassischer Fall von Angst vor Nähe. Zwar leidet die Frau darunter, dass ihre Beziehungen schiefgehen, aber auf einer anderen Ebene ist sie stets die Gewinnerin. Sie ist die perfekte Frau, die niemanden betrügt, die nicht selbstsüchtig ist, die leider nur den Richtigen nicht findet. Sie bleibt das Opfer der Umstände. Das entbindet sie davon, sich Gedanken darüber zu machen, was sie vermeidet: Einer Beziehung standzuhalten, in der sie abhängig werden könnte, einen Mann deshalb zu lieben, weil er sie liebt, nicht weil er irgendwelchen Ansprüchen an Mr. Right genügt. Kann sie mit jemandem eine Zukunft planen, vielleicht sogar eine Familie gründen? Kann Sie Ansprüchen genügen, die jemand hat, der ernsthafte Erwartungen an seine Partnerin richtet? So traurig das ist: Für sie wäre es wohl das größere Risiko, einen Mann zu treffen, der sie gut behandelt.

Muss ich mit zum Geschäftsessen?

Das Paar kennt sich aus Studienzeiten. Als sie heiraten, sind beide eher links und pleite und haben miese Jobs. Irgendwann macht er allerdings schnell Karriere. Er bekommt Lob vom Chef, einen Dienstwagen und ist abends immer häufiger auf beruflichen Terminen. Derweil bleibt sie zu Hause mit den Kindern. Für seine Familie findet er immer weniger Zeit. Eines Tages lädt sein Chef zum Abendessen mit Geschäftspartnern ein und ermuntert dazu, doch auch die Frau mitzubringen. Sie begleitet ihren Mann eher widerwillig. Wie erwartet, wird es ein völlig langweiliger Abend voller pflichtschuldiger Höflichkeiten und oberflächlichem Small Talk. Sie hasst so etwas. Als beide schließlich zum Auto gehen, sagt sie: »Sag mal, merkst du eigentlich noch, dass das alles Arschlöcher sind?« Er ärgert sich sehr über diesen Satz.

WOLFGANG SCHMIDBAUER:

Hier fehlt mir das Einfühlsame, die gegenseitige Achtung. Schließlich muss man einiges leisten, bis man einen Dienstwagen bekommt, und Kinder zu erziehen ist vielleicht noch anstrengender als Karriere zu machen. Die Basis, auf der sich beide trafen, existiert nicht mehr. Hier sind aber auch zwei Menschen aus dem Gespräch gekommen. Sie hat die Veränderung ihres Mannes passiv hingenommen. Er ist ihr in eine Welt entglitten, der sie nichts abgewinnen kann. Und anstatt zu überlegen, wie beide trotzdem in Kontakt bleiben können, hat sie sich zurückgezogen. Schließlich bricht der ganze Frust aus ihr hervor. Indirekt versucht sie, ihrem Mann zu sagen, dass er selbst ein Arschloch geworden ist. Dass ihn das ärgert, ist verständlich, aber wenn er sich nicht nach den Gründen dafür fragt, macht er es sich zu einfach.

Darf ich ihr Tagebuch lesen?

Seit mehreren Jahren sind sie ein Paar. Dem gingen dramatische Trennungen voraus: Er war verheiratet, sie war die Frau eines Kollegen. Irgendwann ließen sich beide scheiden und führen seither eine anscheinend ziemlich glückliche Beziehung. Bei einem Umzug findet er ein altes Tagebuch von ihr, genau aus der Zeit ihrer damals heftigen Liebesaffäre. Er fängt heimlich an zu lesen und stellt zu seinem Erstaunen fest: Ihre Gedanken damals hatten nur sehr begrenzt mit ihm zu tun. Es gab noch einen dritten Mann, der sie in erster Linie beschäftigte, eine wohl eher platonische Geschichte. Er hat natürlich ein schlechtes Gewissen, dass er heimlich das Tagebuch liest. Andererseits weiß er nicht, ob er sie darauf ansprechen soll.

WOLFGANG SCHMIDBAUER:

Wer alte Briefe, Tagebücher und Mails seines Partners heimlich liest, begibt sich in Gefahr. Dort findet man nämlich in den seltensten Fällen das Schmeichelhafte, das man sich im Grunde wünscht. Der Partner hat eine eigene Sicht der Beziehung, selten sehen sie beide gleich. In diesem Fall muss er sich fragen: Kann er damit leben? Oder belastet ihn das Wissen, dass es einen ihm unbekannten Mann in ihrem Leben gab, so sehr, dass er sich nicht mehr davon freimachen kann? Das weiß er erst nach einigen Tagen. Die Bedenkzeit finde ich gut; zu den problematischen Liebes-Illusionen gehört es doch, dass immer gleich alles gesagt werden kann, gar muss. Gute Beziehungen bestehen aus zweierlei, dass man Probleme mit sich selbst abmacht und dass man sie teilt.

Was ist Lust, was ist Leistung?

Er fragt sie: Wie viele Männer hattest du in deinem Leben eigentlich schon? Sie, Ende 30, überlegt kurz, dann antwortet sie: 17. Ganz schön viele, denkt er sich. Dann fragt er, halb im Spaß, halb im Ernst, noch mal nach: Sag mal, wenn es eine Rangliste deiner Sexpartner gäbe, welchen Platz würde ich darauf einnehmen? Sie denkt nach und sagt: Platz zwei. Zuerst denkt er: Na ja, Zweiter von 17 ist ja ein ganz gutes Ergebnis. Doch dann denkt er auch: Nur Zweiter? Wer war denn da besser? Er fragt sie, wer ihre Nummer eins im Bett war. Aber sie verweigert jede Auskunft. Nun muss er ziemlich oft an den Mann denken, der ihr im Bett mehr Erfüllung brachte als er.

WOLFGANG SCHMIDBAUER:

Ist das eine Liebesbeziehung oder eine Sportveranstaltung? Die beiden müssen sehr leistungsorientiert sein, sonst würde er kaum nach der Zahl von Sexualpartnern fragen und sie könnte nicht so präzise antworten. Erotik ist kein Wettkampf, bei dem man eine gute Platzierung erschlafen muss. Wenn der Mann davon ausgeht, dass im Bett Noten vergeben werden, spricht das für seine eigene Verunsicherung. Sonst würde er keine Information ertrotzen, die ihn rein gar nichts angeht. Dass seine Partnerin ihm den Gefallen nicht tut, ihm die Goldmedaille als Supersexprotz zu verleihen, kann ich verstehen. Wenn er Silber nicht mit Humor trägt, muss er sich mit der großen olympischen Lüge trösten: Die Teilnahme ist das Ziel, nicht der Sieg.

Muss ich ins Hotel der Vorgänger?

Sie fährt gern nach Italien, immer in dieses eine kleine Hotel in Florenz. Seit fast 20 Jahren zieht es sie dorthin. Und zwar nicht allein, sondern jeweils mit ihren verschiedenen Männern, die sie über die Jahre hinweg gehabt hat. Jetzt ist sie mit einem neuen zusammen. Auch ihm schlägt sie vor, gemeinsam in dieses Haus zu fahren. Aber er weigert sich strikt, mit ihr nach Florenz zu reisen, genau deswegen: Ich fahr doch nicht dahin, wo du mit all deinen Ex-Lovern abgestiegen bist. Er möchte sich nicht einfach in die lange Reihe ihrer Beziehungen einordnen lassen und verlangt, dass sie ein neues gemeinsames Reiseziel aussuchen. Sie ist beleidigt, verletzt und wirft ihm vor, dass er nicht sehen wolle, was ihr in ihrem Leben bislang wichtig war und immer noch ist.

WOLFGANG SCHMIDBAUER:

Beide machen einen Fehler. Es ist falsch, so zu tun, als könnte man die Vergangenheit ausblenden. Was erwartet er? Dass seine Freundin alle Männer vergisst, mit denen sie Beziehungen hatte? Oder dass sie ihn mit niemandem vergleicht? Wenn er jede Erinnerung an ihre Liebhaber aus den vergangenen 20 Jahren schrecklich findet, wird er bei seiner neuen Beziehung vieles schrecklich finden. Aber auch sie macht einen etwas zwanghaften Eindruck auf mich. Wenn sie mit ihm eine Zukunft haben möchte, sollte sie sich damit anfreunden, dass er eifersüchtiger ist als seine Vorgänger. Das Beste wäre, wenn sie sich vorerst ein anderes Reiseziel aussucht und Florenz wieder vorschlägt, wenn beide ein wenig mehr Vertrauen in die Beziehung gefasst haben.

Muss ich eine Affäre aufdecken?

Sie, 34, aus Berlin hat eine gute Freundin, die seit langem eine allem Anschein nach sehr glückliche Beziehung führt. Diese Freundin erzählt ihr oft davon, was sie und ihr Partner gemeinsam unternehmen, wie hingebungsvoll ihr Liebster ist und dass sie sich zum ersten Mal in ihrem Leben in einer Beziehung so richtig wohlfühlt. Ihre Freundin aber weiß, dass der Partner ihrer Freundin eine Affäre hat. Und diese Affäre geht schon eine ganze Weile. Die Freundin ahnt offenbar nichts, überhaupt nichts. Sie redet immer nur davon, wie unfassbar glücklich sie ist mit dem Mann, der sie heimlich hintergeht. Die Freundin schmerzt das sehr. Sie fühlt: Es ist Verrat, wenn sie einer so engen Vertrauten nicht sagt, wie übel sie getäuscht wird. Andererseits fragt sie sich auch: Darf ich Richterin spielen?

WOLFGANG SCHMIDBAUER:

Letztlich sind es zwei Fragen, die beantwortet werden müssen: Akzeptiere ich, was zwischen den Partnern vor sich geht oder gibt es eine übergeordnete Ethik, die es mir vorschreibt einzugreifen? Und zweitens: Sind meine Motive uneigennützig oder beneide ich meine Freundin um ihre Illusionen? Niemand sollte sich einbilden, besser über das Liebesleben anderer Bescheid zu wissen als die Betroffenen selbst. Und es ist selten, dass jemand, der regelmäßig hintergangen wird, völlig ahnungslos ist. Woher weiß man denn, ob die Freundin nicht etwas ahnt, aber beschlossen hat, die Affäre zu ignorieren? Eine Beziehung ist nicht objektiv intakt oder unglücklich. Sie besteht aus den Vorstellungen, die sich die Partner voneinander machen. Man sollte sich nicht anmaßen, das Glück anderer zu stören. Auch wenn man es für ein illusionäres Glück hält.

Brauchen Frauen Beschützer?

München, Oktoberfest. Spätabends in einem Bierzelt. Sie und er, ein Paar, Mitte 20, sitzen an einem der langen Tische. Umgeben von einer italienischen Reisegruppe, die, wie alle hier, fröhlich besoffen ist. Plötzlich kommen vier höchst unangenehme Typen an den Nebentisch, zwei Meter groß, tätowiert, rasierte Köpfe, setzen sich hin, trommeln mit leeren Bierkrügen auf die Tischplatte und grölen dazu: Wir sind deutsch, deutsch, deutsch. Dann geht alles sehr schnell. Ein Italiener dreht sich zu ihnen um und hat gleich eine Faust im Gesicht. Bierkrüge fliegen. Und dann gibt es diesen einen Moment: Unser Mann weicht aus, duckt sich und kümmert sich um sich selbst. Und nicht um sie. Er sieht in ihren Augenwinkeln, wie sie das registriert. Dass er sie alleine lässt. Es kommt nicht zu einer richtigen Schlägerei, weil ein paar Ordner die vier Typen sehr schnell aus dem Bierzelt werfen. Auf dem Nachhauseweg schweigen sie. Er hat das Gefühl, dass etwas zwischen ihnen gerissen ist.

WOLFGANG SCHMIDBAUER:

Eine merkwürdige Geschichte, ein wenig nach dem John-Wayne-Motto, freilich ohne Colt und Faust: Meine Beziehungen mache ich ganz alleine! Was hat er für ein seltsames Männlichkeitsbild? Will er Supermann sein und vier Schläger mal kurz in die Ecke werfen? Wenn er Angst vor der Übermacht hat, ist das doch sehr verständlich – aber warum hat er auch Angst vor seiner Liebsten? Warum redet er nicht mit ihr, über sein vermeintliches Versagen? Er sagt damit eigentlich, dass ihm seine Werte und seine Eitelkeit über allem stehen, und er nichts davon hält, eine Beziehung zu zweit zu entwickeln, indem über Schwächen und Peinlichkeiten geredet wird. Über Stärken quatscht ja jeder gerne. Vielleicht wäre es ihr sogar peinlich gewesen, wenn er sich als Raufer entpuppt hätte. So wird er das nicht herausfinden.

Muss man die alten Anekdoten immer wieder ertragen?

Er erzählt gerne Geschichten. Sie hört gerne Geschichten. Er erzählt gerne dieselben Geschichten öfter. Man könnte auch sagen: immer und immer wieder. Sie hat das lange nicht gestört. Doch plötzlich stört es sie. Bitte nicht schon wieder, ich kenne diese Geschichte. Zum Beispiel die lustige von dem Schuhmachermeister, der zweimal hintereinander im Lotto gewann … Er sagt: »Wenn du meine Geschichten nicht liebst, liebst du mich nicht mehr.« Sie sagt: »Quatsch, das eine hat mit dem anderen doch gar nichts zu tun.«

WOLFGANG SCHMIDBAUER:

»Dann liebst du mich nicht mehr!« ist ein Totschlagargument für jede Beziehung – ein Partner möchte die Macht usurpieren, Anfang und Ende der Liebe des anderen zu beurteilen. Sie sagt ja nicht, sie mag seine Geschichten grundsätzlich nicht, sie mag sie nur nicht zum zehnten Mal hören. Er sollte genau hinhören. Denn im Grunde steckt dahinter etwas Größeres. Sie will einen Dialog, was immer heißt: über neue Dinge sprechen und er will nur sein altes Programm abspulen.

Darf man seiner Freundin in die Hüfte kneifen?

Er zwickt seine Freundin in die Hüfte. Sie findet das nicht amüsant. »Macht es dir Spaß, mich in meinen Speck zu kneifen? Findest du mich zu fett?«, blafft sie. »Welcher Speck? Du bist doch gar nicht dick!«, entgegnet er genervt. »Warum musst du eigentlich alles immer und jederzeit auf deine angeblichen Figurprobleme beziehen?« – »Weil *du* mich ständig in meinen Speck kneifst!«

WOLFGANG SCHMIDBAUER:

Könnte was Nettes sein, das Kneifen in die zarten Stellen. Vielleicht sogar der Beginn zu einem Liebesspiel. Hier ist es aber traurig. Er mobbt sie, weil er wissen müsste, dass sie sich zu dick, also nicht attraktiv fühlt. Er sollte das ganz schnell lassen. Männer respektieren oft nicht, dass das Selbstbild einer Frau etwas ist, was sie nicht bestimmen können. Ob sie sich zu dick fühlt, darüber entscheidet nicht er, sondern sie. Was natürlich nicht heißt, dass Komplimente unerwünscht sind. Aber Kneifen ist nur dann ein Kompliment, wenn es vom Gegenüber auch als Zärtlichkeit anerkannt ist.

Sind Rituale gut? Wenn sie zusammen auf einem Fest oder auf einer Einladung waren, beginnen sie fast immer ein erotisches Spiel auf der Heimfahrt im Auto. Sie entkleidet sich. Oder er entkleidet sie. Er geht ihr an die Wäsche. Oder sie ihm. Der Fahrer ist immer passiv, der Beifahrer aktiv. Das Ungewöhnliche: Sie und er sind über 60 Jahre alt und seit mehr als 30 Jahren verheiratet. Und machen dieses Spiel noch immer. (Und sind glücklicherweise noch nie in eine Polizeikontrolle geraten.)

WOLFGANG SCHMIDBAUER:

Da kann man nur gratulieren. Es ist immer großartig, wenn es Paaren gelingt, Rituale zu entwickeln, die nur ihre sind. Das haben die beiden geschafft. Erotische Rituale sind oft eine Erinnerung an Ursprünge. Ich vermute fast, dass die beiden sich auf genau diese Weise zum ersten Mal nahegekommen sind. Sie fanden das eine so angenehme Überraschung, dass sie gerne immer wieder in diese Situation zurückkehren.

Wie plant man den gemeinsamen Urlaub?

»Sollten wir nicht unseren gemeinsamen Urlaub planen?«, sagt sie. »Eine Freundin hat mir total zu Gomera geraten, das ist nicht so voll wie Teneriffa, aber auch total schön.« Er wiederholt es ungläubig, als müsse er sich selbst davon überzeugen, recht gehört zu haben. »Teneriffa!?« – »Nein«, antwortet sie leise: »Gomera.« Aber das war nicht sein Problem: »Sind wir alte Leute, dass wir uns auf einer Touristeninsel in den Sand legen müssen?« Er will lieber durch Syrien und den Libanon touren. »Wie es da aussieht, sehe ich ja jeden Tag in den Nachrichten«, sagt sie. Er grollt zurück: »Dann willst du es also den Massenmedien überlassen, dir ein Bild vom Nahen Osten zu machen?« – »Jedenfalls will ich nicht unseren *gemeinsamen* Urlaub dafür aufwenden«, verteidigt sie sich, »für mich ist es keine Erholung, meine Freizeit zwischen Kakerlaken und Köfte zu verbringen.« – »Köfte«, antwortet er spitz, »ist türkisch.« Sie wendet sich ab: »Das wird bestimmt ein superschöner Urlaub mit dir.«

WOLFGANG SCHMIDBAUER:

Der Urlaub ist eine knifflige Sache, ähnlich dem Wochenende. Die meisten Scheidungen werden nach Urlauben oder an Montagen eingereicht. Der Arbeitsalltag hält auch die erwachsenen Seiten der Persönlichkeit wach; Urlaubsträume wecken das Kind, zerstörte Urlaubsträume den beleidigten Prinzen oder die gekränkte Prinzessin. Die beiden sollten es sich sparen, einander ihre Urlaubswünsche zu denunzieren, sondern einfach ausmachen: Okay, diesmal machen wir, was du willst, nächstes Mal bin ich dran. Und wenn man nach solchen Proben von Gemeinsamkeit merkt, es geht nicht alles zusammen, dann eben lieber zwischendurch mal getrennte Urlaube. Das geht wunderbar. Ich würde davor warnen, in Beziehungen Dinge nicht mehr zu tun, nur weil der Partner nicht mitmacht. Das ist eine Falle. Sie engt die Beziehungswelt ein, lässt sie verarmen.

Darf man eifersüchtig sein?

Sie sitzt am Computer und will gerade eine E-Mail von einem Freund beantworten. Ein alter Freund, immer nur ein guter Freund gewesen. Er erzählt in seiner Mail von seinem Leben, will von ihrem wissen. Sie fängt an zu schreiben, ist gerade mitten im Satz; da kommt ihr Partner ins Zimmer und sagt: »Lass mich mal schnell an den Computer, ich muss was checken.« Sie geht in die Küche und kocht sich einen Kaffee. Er kommt irgendwann auch in die Küche, sagt erst mal nichts. Doch dann: »Sag mal, was schreibst du bitte für Mails?« Eifersuchtsdrama. Sie sagt: »Erstens spinnst du, weil da gar nichts ist, und zweitens haben wir vereinbart, wir lesen nicht die Mails oder die Post des anderen.« »Stimmt«, sagt er, »aber in diesem Fall konnte ich gar nicht anders als lesen. Das hättest du genauso gemacht.«

WOLFGANG SCHMIDBAUER:

Eifersucht ist ein Naturphänomen, über das sich Partner selten einig werden können. Das liegt daran, dass die eigene Eifersucht sehr schmerzt und fast unerträglich ist, während die Eifersucht des Partners meist als lästig, als unbegründet, zumindest in ihrer Intensität übertrieben erlebt wird. Ich kann da nur einen Tipp geben. Jemand, der sehr eifersüchtig ist, sollte sich die Erkenntnis antrainieren, dass Eifersucht eine Art von Krankheit ist, etwas wie eine Grippe. Sie fühlt sich schrecklich an, aber sie vergeht auch wieder, wenn man sich schont und gut gepflegt wird. Wenn Eifersüchtige ihre Partner quälen, können diese sie nicht pflegen und nicht schonen. Es klingt anders, wenn er sagt: Ich weiß, das ist jetzt ganz blöd und schrecklich, aber es ist so: Ich bin eifersüchtig auf diesen Freund! Hilf mir! So entsteht ein ganz anderes Gespräch als das hier beschriebene.

Wie verhält man sich gegenüber ihrer besten Freundin?

Er kommt gerade erst von der Arbeit nach Hause, da sitzt die beste Freundin seiner Partnerin schon mit ihr in der Küche und schlürft Yogitee. Sie war schon da, lange bevor er mit ihr zusammenkam. Die beste Freundin weiß alles über ihn, und das ist ihm etwas unangenehm. Er setzt sich zu den Frauen und wartet wortkarg, bis die Freundin sich verabschiedet, um danach den Abend mit seiner Partnerin zu genießen. Sie jedoch hat keine Lust zu kuscheln, schimpft: »Warum bist du so abweisend zu Menschen, die mir wichtig sind? Hat sie dir was getan?« Er beschwichtigt. Wochen später ist die beste Freundin zum Abendessen da. Diesmal will er alles richtig machen und hängt an ihren Lippen. Er lobt ihre neue Frisur, er lobt alles an ihr. Als sie sich verabschieden, ist sie sichtlich geschmeichelt. Kaum ist sie durch die Tür, sagt seine Partnerin: »Ihr scheint euch ja prächtig zu verstehen. Wann hast du mir das letzte Kompliment gemacht?«

WOLFGANG SCHMIDBAUER:

Ich finde, dass jeder Partner verantwortlich ist für die Altlasten, die er in die neue Beziehung einbringt. Niemand darf seine Liebe daran hindern, diese Last zu schultern, anderseits ist es unfair, sie dem Partner aufzubürden. Wenn er Hilfe anbietet, gerne – aber nicht nach dem Motto: Wenn du bei mir einziehst, musst du meine Katze und meine Eltern geradeso lieben, wie ich sie liebe. Hier scheint mir die Grenze zwischen der Liebesbeziehung und der Freundin arg verschwommen. Mag er nun die Freundin, oder mag er sie nicht? Es ist okay, wenn er sagt: Sorry, deine Freundin ist nicht mein Fall. Und auch okay ist: Die ist supernett. Konflikte muss er so oder so aushalten. Nur eines ist nicht okay: Es ihr recht machen wollen. Es wird nicht funktionieren.

Ist es schlimm, wenn sie nicht sofort Ja sagt?

Ein junges Paar. Sehr verliebt. Er sagt, er war sich von Anfang an sicher, sie ist es, die Frau seines Lebens. Sie wohnen eineinhalb Jahre zusammen, da steht er früher auf, deckt den Frühstückstisch mit Blumen. Kaviar, Lachs. Macht eine Flasche Champagner auf. Und macht ihr einen Heiratsantrag. Sie reagiert kühl, überraschend kühl. »Darüber muss ich nachdenken«, sagt sie. Das Frühstück wird ein wenig frostig. Nach einigen Wochen fragt er noch mal nach. Sie sagt, sie müsse noch länger nachdenken. Er erzählt es einem Freund. Der meint: »Oje, das klingt nicht gut.« Nach einem halben Jahr sagt sie an einem Morgen ohne Champagner und Kaviar: »Ja.« Einfach so.

WOLFGANG SCHMIDBAUER:

Ich finde ihre Reaktion bemerkenswert. Sie lässt sich nicht vereinnahmen von ihm und seiner Emotionalität. Sie spürt, das ist jetzt alles zu schnell für mich. Und hört genau auf sich selbst. Und als sie so weit ist, sagt sie Ja. Sie beweist mit dieser Reaktion: Sie ist eine sehr eigenständige Frau, eine echte Partnerin. Und er beweist, dass er einen Puff aushält und nicht gleich beleidigt ist, wenn nicht alles in seine Harmonie einstimmt. Dieses Paar hat gute Chancen.

Soll man über die Ex-Freundin schweigen?

Er war 28, sie 31, als sie sich zum ersten Mal sahen. Auf der Rolltreppe eines riesigen Kino-Centers. Und sich sofort ineinander verliebten. Ein paar Jahre ist das inzwischen her. Eine schöne Liebesgeschichte, bis heute. Sie machen viel zusammen, reden über vieles, nur nicht über diese eine Sache. Er hat das von Anfang an klargestellt: Er will kein Wort von ihr darüber hören, mit wem sie früher zusammen war. Einfach nichts. Und er wird auch kein Wort erzählen von seinen früheren Frauen, nichts. In Sachen Liebe haben also beide keine Vergangenheit. Sie findet das eigentlich ätzend. Sie möchte erzählen, sie möchte was erfahren von ihm. Doch er blockt. Über alles diskutiert und streitet er gerne. Nur nicht darüber. Er schweigt.

WOLFGANG SCHMIDBAUER:

Jeder hat die Sehnsucht, dass die eigene Beziehung einzigartig ist. Er will sich das auf diese Weise bewahren. Und sie kann ja mit anderen Menschen über ihre alten Beziehungen reden. Ich wäre gespannt, wie sich diese Haltung entwickelt, wenn beispielsweise beide Kinder haben und die Kinder groß werden und selbst Liebeskummer haben – vielleicht fängt er dann doch an, aus dem Nähkästchen seiner Beziehungserfahrungen zu plaudern. Und vielleicht schon früher, wenn er der gemeinsamen Liebe ganz sicher ist.

Muss er auch mal ein Ekel sein?

Als sie Geburtstag hatte, sang er für sie ein Liebeslied mit Gitarrenbegleitung. Als sich der Tag, an dem sie zusammengezogen waren, jährte, legte er eine Spur aus Rosen durch das Treppenhaus, die in einem aus Blumen gelegten Schriftzug »Ich liebe dich« endete. Immer wenn er ein paar Tage weg ist, bringt er ihr eine Kleinigkeit mit, einmal war das sogar ein Ring. Jeden Samstag kauft er neue Blumen. Wenn er den Eindruck hat, dass sie einen harten Tag hatte, macht er ihr ungefragt einen warmen Kakao. »Kannst du nicht einfach mal etwas total Arschlochmäßiges machen?«, fragt sie. »Klar«, sagt er, »was hättest du denn gerne?«

WOLFGANG SCHMIDBAUER:

Da ist jemand in die Softiefallgrube gestürzt. Er denkt nicht darüber nach, was er mag und wie er ist, sondern will ihr alles recht machen. Gelegentlich ist das sehr schön, aber sie wird sich nach einiger Zeit fühlen wie im Knusperhäuschen. Es gibt nur Süßes zu essen, jeden Tag. Sie fängt an, sich zu langweilen. Sie möchte mal überrascht werden, möchte etwas Spannendes und den Druck loswerden, ihm für seine Liebesbeweise unendlich dankbar sein zu müssen. Liebevoll gelangweilt zu werden macht leider Langeweile kaum erträglicher. Er ist nicht der Mustersohn, sie nicht die Mama. Sie müsste ihm helfen. Aber nicht so, wie sie es macht. Ihre Bitte drückt aus, dass sie Angst hat vor eigenen Arschlochqualitäten und diese an ihn delegieren möchte. Ich wüsste gerne, ob er auch noch Kerzlein anzündet, wenn sie im Morgengrauen nach Hause kommt, weil sie allein durch die Kneipen gezogen ist.

Wie wird es romantisch?

»Guck«, sagt er: »Das ist der Große Wagen. Es ist ein wunderbarer Nachthimmel, findest du nicht? Man kann sogar den Polarstern sehen. Man findet ihn ganz einfach, du musst nur die hintere Achse des Großen Wagens fünfmal verlängern. Wusstest du, dass der Große Wagen eigentlich gar kein eigenes Sternbild ist? Er ist ein Teil des Großen Bären. Und da, links vom Bären, ist der Bärenhüter. Der Sage nach wurde die wunderschöne Nymphe Kallisto von Zeus geschwängert und von der wütenden Hera in einen Bären verwandelt. Der Göttervater hat sie dann zusammen mit ihrem Sohn Arkas als Sternbilder an den Himmel gebannt. Seitdem stehen sie da, Bär und Bärenhüter. Ich finde es so faszinierend, dass die Menschen vor Jahrtausenden schon genau das Gleiche gesehen haben wie wir. Und sie uns noch heute die Geschichten von damals erzählen. Ich empfinde Ewigkeit und Vergänglichkeit gleichzeitig, wenn ich in die Sterne sehe. Alles wird so klein und doch so universal, verstehst du?« – »Mir ist kalt«, sagt sie.

WOLFGANG SCHMIDBAUER:

Dieser Mann hat als Kind begriffen, dass es Eltern freut, wenn man ihren Belehrungen nicht nur zuhört, sondern sie sich auch merkt und die Bereicherung der eigenen Weltkompetenz toll findet. Was gut für ihn war, muss auch gut für seine Partnerin sein. Er redet und redet, vor lauter Begeisterung, was er alles weiß. Er erkundigt sich nicht, was sie interessiert. Er ist vermutlich gekränkt, wenn sie aussteigt. Dabei ist klar, warum ihr kalt ist. Sie kommt in seiner Rede nicht vor, und wenn er so weitermacht, wird er auch bald in ihren Gefühlen nicht mehr vorkommen.

Wie verteilt man die Hausarbeit?

Er verdient das Geld, sie hütet zu Hause die beiden Kinder. Eines Abends kommt er nach Hause. Er hat ein schlechtes Gewissen, weil er den ganzen Tag im Büro verbracht hat. Daher will er sich nun etwas am Haushalt beteiligen. »Komm, Schatz«, sagt er, »ich glaube, ich sauge jetzt einfach mal im Wohnzimmer Staub.« – »Ach, dann ist es dem Herrn hier wohl zu dreckig!«, blafft sie.

WOLFGANG SCHMIDBAUER:

Probleme in Beziehungen entstehen, wenn ein Partner die Wahrnehmung des anderen durch vermeintliches Bescheidwissen ersetzt. Ich vermute, dass die Hausfrau den Haushalt weniger als Last empfindet als einen Mangel an Zuwendung und Anerkennung. Sie denkt, er wird den ganzen Tag in einem interessanten Job narzisstisch aufgeladen und will jetzt zu Hause auch noch als der Supermacker Punkte sammeln, statt sie zu würdigen und ihren Wert anzuerkennen. Er marschiert durch sie durch. Und stellt sie damit auch noch in Frage. Er könnte sie fragen: Gibt es irgendwas, das ich tun kann? Und er könnte ahnen, was sie braucht. Ihre humorlose Reaktion zeigt, dass die Ehe am Kippen ist; sie kann seine Geste nicht mehr in einen ungeschickten, aber gut gemeinten Versuch umdeuten.

Ist das Handy des Partners tabu?

Sie will aus dem Haus, eilig. Der Akku ihres Handys ist leer. Sie muss aber dringend unterwegs einen Anruf erledigen. »Sag mal, kannst du mir deins für heute Nachmittag leihen?« Er denkt an seine SMS, an Anrufe, die kommen könnten, an seine Privatsphäre. »Nein«, sagt er. »Sorry.«

WOLFGANG SCHMIDBAUER:

Ich kann ihn gut verstehen. Das Handy ist ein Stück seiner Intimsphäre, die er vor einem Übergriff bewahrt. Wenn er ihr das zumutet, zeigt er auch, dass er ihr zutraut, das auszuhalten und ihm nicht böse zu sein. Er sagt auch, dass es ihm leidtut, ihr nicht weiterhelfen zu können, er wirft ihr nicht vor, dass sie übergriffig ist. Eine Liebesbeziehung funktioniert besser, wenn jeder Partner nur das gibt, was er gerne gibt und worüber er nicht eine heimliche Rechnung aufmacht.

Wie reagiert man, wenn der Partner fremdgeht?

Eine lange Beziehung: acht Jahre. Freunde von ihnen dachten, die beiden seien glücklich. Sie selbst dachten das wohl auch, lange Zeit wenigstens. Plötzlich findet er, dass sie seltsam ist. Sie zieht sich zurück. Irgendwann, mitten in der Nacht, kommt es raus: Sie hat eine Affäre. Sie sagt, sie könne nicht mehr dazu sagen, einfach eine Affäre. Und, nein, sie sei noch nicht zu Ende. Er zieht noch in derselben Nacht in ein Hotel. Und das ist auch in den folgenden Wochen seine Strategie: Er entzieht sich ihr total. Er denkt, so wird sie am besten merken, dass sie ihn vermisst. Die Strategie geht schief: Die Trennung ist endgültig, obwohl die Affäre bald zu Ende ist. Später sagt sie, sie sei sehr enttäuscht gewesen, dass er nicht um sie gekämpft habe. Seine Passivität habe ihr klargemacht: Die Geschichte ist zu Ende.

WOLFGANG SCHMIDBAUER:

Dieses Paar folgt dem destruktiven Motto: Meine Beziehung mache ich allein! Er zieht aus, macht sich zum Opfer, wo doch Verhandlungen angebracht wären: Wenn schon Abstand, dann ein gemeinsam beschlossener! Was ist mit dem Verursacherprinzip: Sie soll ausziehen? Er engagiert sich nicht. Er entzieht sich. Sie weiß nicht, tut er es aus Desinteresse? Ist er gekränkt? Will er sie durch sein Verschwinden entlasten und nach biblischem Motto glühende Kohlen auf ihr Haupt häufen? In Krisensituationen muss man sich formulieren, zum Beispiel, unter welchen Umständen man sich vorstellen kann, dass es noch weitergeht. Er wartet auf ihren ersten Schritt, sie auf seinen. Ein Beispiel für katastrophales Krisenmanagement.

Wie endgültig sollten Trennungen sein?

Sie sind seit drei Jahren ein Paar. Aber so genau wissen sie das nicht. Kurz nach der ersten Nacht beendet sie die Liaison, weil er noch in einer festen Beziehung ist. Sie macht Schluss, beide finden wieder zusammen. Nach einem halben Jahr verabschiedet er sich aus der Zweisamkeit, weil er das Gefühl hat, sie würde sich zu wenig für die Beziehung engagieren. Als er sich einer anderen Frau zuwendet, kommt sie fast um vor Eifersucht und bittet ihn zurückzukommen. Er lässt sich darauf ein. Leider fühlt sie sich nun sehr unter Druck, schließlich hat er ja ihretwegen eine Frau verschmäht. Der Partnerschaft fehlt die Lockerheit, sie hat das Gefühl, in Bringschuld zu stehen. Schließlich macht sie Schluss. Sie verlegen sich darauf, einfach Freunde zu sein, doch regelmäßig enden ihre gemeinsamen Unternehmungen im Bett. Nun sind sie wieder zusammen, aber alle Freunde warten nur auf die nächste Trennung. Manche sagen, die beiden sollten einfach weit voneinander wegziehen. Andere finden, dass es doch ein gutes Zeichen ist, wenn zwei Menschen immer wieder zueinanderfinden.

WOLFGANG SCHMIDBAUER:

Das Stachelschwein-Dilemma. Sie können nicht zusammenkommen, und wenn sie auseinander sind, sehnen sie sich nach der Wärme des anderen. Mir gefällt an der Geschichte nicht, dass sich die beiden nicht so nehmen, wie sie sind, sondern immer eine Vision vom anderen haben, die am stärksten ist, wenn der nicht da ist. Den beiden steht noch eine Menge Arbeit bevor, wenn sie von einem Muster wegkommen wollen, das sich frei nach Mark Twain beschreiben lässt: Nichts ist leichter, als sich endgültig zu trennen, ich habe es schon zwanzigmal gemacht.

Soll man das Bad gemeinsam nutzen?

Sie putzt sich die Zähne im Bad. Vor einem halben Jahr ist sie mit ihm zusammengezogen. Es ist eine kleine Wohnung, aber das hat die beiden nie gestört. Bis zu diesem Moment. Denn es gibt keine zweite Toilette. Er steht vor der Tür und wippt von einem Bein aufs andere. Dann hört er, dass sie vor dem Waschbecken eine ausgiebige Morgentoilette beginnt. Er hält es nicht mehr aus, öffnet die Tür und setzt sich unter ihren Augen auf die Klobrille. Er grinst. Ihr fällt auf, dass sie noch nie einen Mann gesehen hat, der auf der Toilette sitzt.

WOLFGANG SCHMIDBAUER:

Balzac hat mal gesagt, eine Frau soll sich nie zuschauen lassen, wie sie sich schminkt. Ich bin nicht dieser Meinung, aber ich finde, das Thema will beachtet sein, und die grinsende Aktion hat etwas von Vereinnahmung. Wie viel grenzüberschreitende Intimität will ein Paar? Soll es die totale Nähe sein? Braucht jeder sein eigenes Badezimmer? Das muss ausgelotet werden. Es gibt Menschen, bei denen ist die Erotik immun gegen Ekel – und es gibt welche, bei denen jede Erotik stirbt, sobald sie sich ekeln. Ehe sich jemand angesichts des Partners auf die Kloschüssel setzt, sollte er etwas von diesen Fragen erkundet haben und nicht einfach von seiner eigenen Einstellung ausgehen.

Kann Mütterlichkeit schaden?

Sie und er leben noch nicht lange zusammen, als es zur ersten Situation in ihrem Leben kommt, in der sie ihn wirklich braucht. Es beginnt mit Schmerzen am Nabel und Appetitlosigkeit. Später wandert der Schmerz durch den ganzen Bauchbereich, sie muss sich übergeben. Der Arzt diagnostiziert eine Blinddarmentzündung. Nach zwei Tagen kommt sie aus dem Krankenhaus zurück, aber gesund fühlt sie sich nicht. Sie muss im Bett bleiben, er nimmt Urlaub, um sie zu pflegen. Die Operationsnarbe schmerzt, sie kann kaum aufstehen. Aber das muss sie auch nicht. Ihr Freund kümmert sich rührend um sie. Er kocht ihr Tee und bereitet Spaghetti, weil kranke Kinder immer Spaghetti bekommen, wie er sagt. Er trägt sie sogar auf die Toilette und stützt sie, während sie ihr Geschäft verrichtet. Er scherzt, er könne ihr auch gerne noch den Hintern abwischen. Er scherzt. Er versorgt ihre Narbe, er sorgt für alles. Während sie dann als elendes Bündel im Bett liegt, sagt sie sich, dass sie wohl den idealen Mann gefunden habe. Trotzdem ist irgendetwas verloren gegangen. Sie schlafen nie mehr miteinander.

WOLFGANG SCHMIDBAUER:

Die Botschaft dieser Geschichte ist sicher nicht: Behandle deine kranke Freundin nicht zu gut! Ein Paar sollte sich im Klaren darüber werden, dass die Erotik ein sehr eigener Bereich ist, mit persönlichen Gesetzen. Diese Frau hat nicht nur ihren Blinddarm-Appendix eingebüßt, sondern auch ihr erotisches Selbstgefühl. Sie muss sich offensichtlich mit ihrem Partner stark fühlen, wie eine Königin, um erotisch aktiv werden zu können. Vielleicht hätte aber ein nicht so arg vom Helfersyndrom beeinflusster Mann auch mehr Chancen, sie da wieder herauszuholen. Wenn es nicht gar zu traumatisch war, entscheiden wir selbst darüber, ob wir an Kränkungen festhalten oder sie loslassen. Er müsste also die Initiative ergreifen, sie zurückerobern, nicht auf Dankbarkeit setzen, die sehr viel weniger aphrodisisch wirkt, als Helfer oft glauben.

Darf man Geschenke blöd finden?

Er holt sie vom Bahnhof ab. Sie haben sich eine Woche nicht gesehen. Er hat eine einzelne, langstielige rote Rose gekauft. Er hat das schon zweimal gemacht, er stand da mit dieser einen roten Rose. Zweimal war's ein Erfolg, sie hat sich gefreut, denkt er wenigstens. Doch jetzt, auf Gleis 7, Berliner Hauptbahnhof, ist es keiner. Sie sagt es. Sie mag keine Rosen. Er sagt: »Und warum hast du dich dann das letzte Mal gefreut?«

WOLFGANG SCHMIDBAUER:

Oje. Typisch dafür, wie man sich in der Liebe mobben kann. Beide verletzen sich, ohne jede Konstruktivität eines wirklichen Dialogs. Sie sagt, sie mag keine Rosen. Im Klartext: Er ist ein Trottel, der sich in Routine ergeht. Er erinnert sie daran, dass sie sich das letzte Mal gefreut hat. Im Klartext: Sie weiß nicht, was sie sagt, sie ist launisch, hysterisch, am Rand einer Demenz. Die zwei haben eine schlechte Prognose.

Was, wenn sie lauten und er stillen Sex mag? Sie stöhnt, schreit, manchmal sehr laut. Er ist ganz still, immer. »Hat nichts mit dem Empfinden zu tun«, sagt er. Er genießt eben still. Geht nicht anders. Sie sagt, sie verstehe das nicht ganz, aber egal. So ist das eben. Ein lautes Tier und ein stilles Tier, sagt sie.

WOLFGANG SCHMIDBAUER:

Ihre Haltung gefällt mir. Man muss ja irgendwie mit den Kauzigkeiten des anderen umgehen. Und das tut man am besten möglichst lässig. Der Vergleich mit dem lauten und dem stillen Tier enthält viel Wärme und Toleranz. Tiere sind eben so, wie es ihre Natur ist, und dürfen so bleiben. Vielleicht ist das die beste Voraussetzung, um kleine Schritte in eine Veränderung der Liebes-Kommunikation zu finden. So beschützt, kann er sich den einen oder anderen Gedanken machen, warum er so still ist. Er fürchtet sich, dass jemand zuhört, auch wenn gar niemand da ist. Warum will er nicht auffallen? Ist da mal was gewesen?

Wie viel Ehrlichkeit verträgt die Liebe?

Sie kommt vom Friseur. Sie wollte sich verändern und hat es getan. Ihre langen blonden Haare sind ab. Sie wollte eine neue Frisur haben, irgendwas zwischen Audrey Hepburn und Romy Schneider. Als er sie erblickt, hat er den Eindruck, ihm stehe Mutter Beimer gegenüber, die sich in Richtung Dagmar Berghoff verändern wolle. Seine Partnerin sieht zehn Jahre älter aus. »Und?«, fragt sie. »Wie ist es?«
Er sagt: »Du siehst zehn Jahre älter aus.«

WOLFGANG SCHMIDBAUER:

Viele Männer finden Haare erotisch. Eine Frau, die sich ihre Haare abschneiden lässt, weckt in ihrem Partner womöglich Verlust- und Kastrationsängste. Sie sollte das also nicht voreilig tun, wenn sie ihn nicht verstören will. Aber wenn es nun schon einmal passiert ist, sollte der Mann bedingungslos solidarisch sein. »Du siehst toll aus!« Seine Kritik ist fruchtlos. Die Haare sind ja nun mal ab.

Lässt sich Sex verhandeln?

Ein Dialog. Am Abendbrottisch.
Sie sagt: »Weißt du eigentlich, wann wir das letzte Mal Sex hatten?«
Er sagt: »Was soll das?«
Sie: »Ich habe gelesen, ein normales junges, glückliches Paar hat dreimal die Woche Sex.«
Er dagegen: »Es gibt nun mal solche und solche Phasen.«

WOLFGANG SCHMIDBAUER:

Wenn man zu laut im Wald herumtrampelt, ist das Reh eben weg. So redet man nicht über Sex. Sex ist eine sehr scheue Angelegenheit. Prinzipiell ist es gut für Liebespaare, über Sex zu reden, noch besser aber, ihn auszuüben. Um das kostbare Wild nicht zu vertreiben, sollte auch der leiseste Anklang von Vorwurf vermieden werden. Sie will doch nicht, dass er sie verführt, um die Statistik zu bestätigen. Und da er offenbar den Humor schon verloren hat, kann er sie auch nicht herausholen. Er reagiert genauso trocken. Eine Pattsituation. Es ist, als ob sie sagt: »Ich möchte mal wieder so richtig verführt werden!« Und er darauf: »Ich auch!«

Soll man Eifersüchtige durch Lügen beruhigen?

Sie sind noch nicht lange zusammen, als ihr auffällt, dass er äußerst eifersüchtig ist. Sie ist gewohnt, viele Freunde zu haben, auch Männer. Doch er wittert in jedem Bekannten einen Nebenbuhler und ist um keinen ätzenden Kommentar verlegen. Als sie ihm sagt, dass sie dieses Verhalten sehr stört, erklärt er ihr, warum er ein Vertrauensproblem hat.

Vor wenigen Jahren musste er entdecken, dass seine damalige Freundin eine Affäre mit seinem besten Freund hatte. Seine neue Freundin hat Verständnis. Aber sie möchte nicht aus Rücksicht auf sein Trauma ihr soziales Umfeld vernachlässigen. Sie gesteht einer Freundin, dass sie sich mit Notlügen helfe, wenn sie sich mit Freunden treffe. »Aber wenn er dahinterkommt, fühlt er sich doch nur bestärkt, dass du nicht vertrauenswürdig bist«, sagt die Freundin.

WOLFGANG SCHMIDBAUER:

Ich glaube nicht, dass seine Eifersucht durch diese Traumatisierung entstanden ist, sie war sicher schon vorher da. Und wenn sie ihren Partner liebt und ihn nicht in seinen Ansprüchen bestärken will, darf sie ihm dieses Verhalten nicht durchgehen lassen. Jede Beziehung wird gefährdet, wenn sich die Partner einschränken und nicht fördern. Und da kein Mensch dem anderen alle Kontaktmöglichkeiten ersetzen kann, ist es gut für die Liebe, wenn beide in Freundeskreisen wurzeln. So begibt sie sich in eine gefährliche Lage, wenn sie versucht, sich mütterlich auf seine Seelenlage einzustellen. Sie verleitet ihn dazu, in seiner kindlichen Haltung zu verharren. Dass man von Menschen enttäuscht wird, gehört zum Leben. Wer daraus einen Kaperbrief für Beziehungen ableitet, ist auf dem falschen Weg.

Wie spitz dürfen Spitznamen sein?

Er mag es, sie als »süßen Dachs« zu bezeichnen. Der Hang zu diesem doch eher befremdlichen Kosenamen, der deutlich über das übliche »Mausi« und »Bärli« hinausgeht, sitzt bei ihm tief – er zieht den Vergleich mehrmals täglich.
So streicht er ihr dann auch nicht über die Haut, sondern über das »Fell«, sieht schwarz-weiße Streifen in ihrem Gesicht. Er findet das total süß und meint es liebevoll, doch sie ist langsam genervt davon. Er erklärt ihr, dass er eine Frau unbedingt süß finden muss, um sich in sie zu verlieben. Und das funktioniere am besten über solche Kosenamen. Seine letzte Freundin sei eine Spitzmaus gewesen und sie sei eben nun ein Dachs.
Er mache das nicht willkürlich, sondern versuche durchaus, das entsprechende Tier im Menschen zu erkennen. Wie können sich die beiden arrangieren?

WOLFGANG SCHMIDBAUER:

Kosenamen gehören zur Kreativität der Liebe, sie bilden manchmal ein Sprachmuster, das die Verliebten verbindet und andere durchaus befremden darf. Aber mir gefällt nicht, wie er mit der sichtlichen Opposition seiner Freundin umgeht. Der Dachs wirkt auf mich wie ein Übergriff, eine Dreistigkeit. Dieser Mann möchte die Regeln der Beziehung bestimmen und ein Dominanzverhältnis herstellen – auch wenn er es zu verniedlichen sucht. Geht es um das, was Psychoanalytiker als »Erniedrigung des Liebesobjekts« beschreiben? Freud meinte, dass muttergebundene Männer es nötig haben, eine Sexualpartnerin abschätzig zu behandeln, um nicht zu viel Respekt vor ihr zu haben und darüber die Potenz einzubüßen. Vielleicht sollte er, ehe er seinen Dachs fixiert, Antworten auf die Frage suchen, warum ihm die Spitzmaus ausgebüxt ist.

Wie viel Weihnachten darf es sein?

Nach der Heirat im Sommer feiern sie zum ersten Mal Weihnachten zusammen. Beiden ist das Fest sehr wichtig und voller schöner Kindheitserinnerungen. Und beide hängen gleichermaßen am Christbaumschmuck, der in ihrer Familie üblich ist. Sie stellen fest, dass ihre Geschmäcker sehr verschieden sind. Sie will den Baum mit Äpfeln und Strohsternen schmücken, er will Lametta und blaue Kugeln. Nach heißen Diskussionen entscheiden sie sich dafür, zwei Weihnachtsbäume aufzustellen, einer mit dem Schmuck der Frau, einer mit dem Schmuck des Mannes. Als Freunde sie besuchen, machen diese sich lustig über das ungleiche Christbaumpaar im Wohnzimmer. Das junge Paar weiß nun selbst nicht genau: War ihre Entscheidung pragmatisch oder einfach nur unsinnig?

WOLFGANG SCHMIDBAUER:

Viele Paare merken erst, was es bedeutet, das Singleleben aufzugeben, wenn sie versuchen, ein gemeinsames Leben zu gestalten. Solange man verliebt ist, füllen sich wie von selbst alle Eigenarten des Partners, von denen man nichts weiß, mit dem eigenen Spiegelbild. Und weil es heute keine festen Rollen mehr gibt, in denen beispielsweise immer die Frau entscheidet, wie festliche Räume geschmückt werden, und der Mann klärt, ob ein Rappe oder ein Schimmel die Familienkutsche zieht, gibt es Streit – oder parallele Welten, die etwas Komisches haben. Bei diesem Paar gefällt mir, dass es seine Eigenarten ernst nimmt. Ökonomischer und nicht weniger tolerant wäre es aber, in den geraden Jahren ihn, in den ungeraden sie den gemeinsamen Baum schmücken zu lassen. Und wer weiß, ob nicht Strohsterne zu Glaskugeln passen?

Dein Blackberry ist wichtiger als ich?

Sie hat ihn vor wenigen Jahren kennengelernt. Er ist ehrgeizig und gut in seinem Job in einer Agentur. Die beiden sind zusammengezogen. Was sie nicht bedacht hatte, ist, dass sie auch mit seinem Blackberry zusammengezogen ist. Ständig kündet das Gerät von neuer Post, und ständig schaut er nach und antwortet sofort. Auch wenn die beiden gerade zusammen essen, ausgehen – sogar, wenn sie im Bett liegen. Wenn er nicht mit dem Gerät beschäftigt ist, sieht er entweder fern oder liest Zeitungen. Ständig ist er dabei, sich mit Nachrichten zu berieseln. Er merkt, wie seine Freundin das stört und meint, sie solle Verständnis für seinen Job haben. Sie sieht das anders: »Du beschäftigst dich mit all diesen Nachrichten und Mails, um dich nicht mit unserer Beziehung beschäftigen zu müssen.«

WOLFGANG SCHMIDBAUER:

Ich kenne gute Beziehungen, in denen es üblich ist, dass beide abends vor getrennten Fernsehern sitzen, sie wie er mit einem Sandwich und einem Glas Wein. Um miteinander auszukommen, muss man sich liebevoll loslassen können und gerne besuchen. Es gibt nichts Anstrengenderes, als ständig Ein und Alles zu sein. Aber da dieser Mann nicht hellhörig wird, wenn seine Liebste ein Notsignal sendet, hat sie vielleicht damit Recht, dass er sich mit aller Welt vernetzt, um nicht mit ihr reden zu müssen. Dann könnten Blackberry und der Nachrichtenkanal die Tarnung für eine heimliche Liebschaft oder für ein nicht eingestandenes Desinteresse an ihr sein. Als er noch um seine Freundin werben musste, hat er es ja auch geschafft, den Blackberry abzuschalten.

Sollte man eine Affäre möglichst schnell beenden?

Die Affäre dauert nun schon einige Jahre. Sie sind beide viel auf Geschäftsreise und arbeiten in derselben Branche. So kommt es, dass sie sich öfter bei Messen, Kongressen oder Fortbildungen treffen oder sich verabreden, wenn sie in derselben Stadt sind. Immer wenn sie sich treffen, beginnen sie sich nach einer Zeit zu küssen und schlafen dann miteinander. Es kommt immer scheinbar spontan dazu, nie ist der Sex verabredet. Sie sprechen nicht darüber, die Beziehung zu vertiefen, das käme auch gar nicht in Frage, schließlich leben sie in langjährigen Beziehungen.
Er ist sogar verheiratet, hat ein schlechtes Gewissen und spricht davon, dass beide dringend »damit« aufhören müssen. »Warum denn?«, fragt sie. »Allen geht es gut. Es wird doch niemandem wehgetan.«

WOLFGANG SCHMIDBAUER:

Die Freuden des (Arbeits)lebens sind nicht so dicht gesät, dass es leicht ist, auf einen derartigen erotischen Gleichklang zu verzichten. Die beiden haben sich bisher durch eine Art gemeinsamer Sprachlosigkeit arrangiert, durch die ihre recht stabile Liebschaft wie eine zufällige Kette vereinzelter Seitensprünge wirkt. Das ist gar nicht so selten; eine Art moralisches Ausweichmanöver. Vordergründig ist alles spontan, aber in Wahrheit sehr wohl geplant. Ich habe den Verdacht, dass die beiden sich auch problemlos jedes Mal (aber bitte danach) einigen könnten, »dringend damit aufzuhören«.

Will sie ihn zum Stubenhocker machen?

Sie wohnen als Ehepaar seit mehren Jahren zusammen. Sie stört sich aber zunehmend daran, dass er immer so spät aus dem Büro kommt. Er ist in seinem Job sehr gut und sehr ehrgeizig. Eigentlich gefällt es seiner Frau, mit einem erfolgreichen Mann zusammen zu sein. Aber von ihrem Mann außerhalb der Zusammenhänge seines Jobs bekommt sie immer weniger mit. Oft lässt sie ihn ihre Unzufriedenheit spüren. »Anfangs fandest du meinen Ehrgeiz toll, und nun passt er dir nicht mehr«, verteidigt er sich, »ich werde doch nicht meine Karriere sausen lassen, bloß weil du jetzt lieber einen Stubenhocker hättest.« Doch für sie ist es längst keine Frage des Ehrgeizes mehr: »Du liebst die Arbeit einfach mehr als mich«, sagt sie. In der Folge verbringt er noch mehr Zeit im Büro.

WOLFGANG SCHMIDBAUER:

Anfangs war für ihn die Welt in Ordnung. Er bekam Anerkennung im Job und Bewunderung von seiner Frau. Nun ist ihr Zuspruch in Abwertung umgeschlagen und er flüchtet dorthin, wo er sich geschätzt fühlt – ins Büro. Die beiden sind in eine Todesspirale geraten: Er würde weniger arbeiten, wenn sie liebenswürdiger wäre und ihm mehr Anerkennung gäbe; sie würde ihn mehr anerkennen, wenn er ihr öfter vermitteln würde, dass sie nicht ein Termin neben anderen ist, sondern das Wichtigste in seinem Leben. Es ist ein gefährliches Signal, wenn sie entwertet, was sie früher als Bereicherung ansehen konnte, und er ihr Interesse als Kastration deutet (»Stubenhocker«). Wenn die Kommunikation mit ihm scheitert, bleiben ihr nur zwei Lösungen: sich ebenso in die Arbeit zu stürzen wie er oder sich in den Tangolehrer zu verlieben.

Muss er ihr den Weg zurück in den Beruf ebnen?

Sie haben sich beim Tennis kennengelernt und nach drei Jahren geheiratet. Beide arbeiteten als kaufmännische Angestellte, als sie schwanger wurde. Während sie die gemeinsame Tochter aufzog, baute er ein Reisebüro auf, das beiden gehört. Inzwischen ist das Kind 15 Jahre alt, und sie möchte beruflich wieder einsteigen. Ihm wäre es lieber, wenn sie sich dazu eine andere Firma suchen würde. Sie sieht das nicht ein. »Ich habe die ganze Zeit zurückgesteckt, weil du so viel zu tun hattest, wir haben seit Jahren keinen Urlaub, weil du unentbehrlich bist oder glaubst es zu sein. Ich verstehe nicht, warum du mich nicht unterstützen willst, damit ich in unserer Firma einen guten Arbeitsplatz finde, ich bin ja bereit, zu lernen!« Er verliert die Geduld und schreit sie an: »Das geht doch nicht! Du kannst doch nicht in einer Firma der Lehrling sein, die dir zur Hälfte gehört!«
»Aber als du den Laden aufgemacht hast, war ich dir gut genug, die Klos zu putzen!«, sagt sie.

WOLFGANG SCHMIDBAUER:

Die beiden haben noch einen längeren Weg vor sich, der sich leider durch Rezepte nicht abkürzen lässt – wie jenes, dass es gut ist, wenn jeder Partner einen eigenen Bereich hat, in dem er unabhängig von der Beziehung sein Selbstgefühl regenerieren kann. Sie ist nun einmal überzeugt, dass er und die gemeinsame Firma ihr etwas schulden. Wenn er so schnell die Geduld verliert und nicht einmal versucht, ihr Zögern zu verstehen, in einer fremden Firma neu anzufangen, wird er sich schwertun, den Rollenwiderspruch zu meistern, der auf ihn zukommt. Er sollte sie einarbeiten, wie er das mit jeder anderen Arbeitskraft tun würde, und in Konfliktsituationen liebevoll erklären, was er als Ehemann sagt und was als Geschäftsführer. Vielleicht wird sie dann auch im Geschäft eine gute Partnerin – oder sie sieht ein, dass sie den Aufwand unterschätzt hat, den solche Klärungen kosten, und sucht von sich aus einen Platz in der Arbeitswelt.

Muss sein Sohn ihr gehorchen?

Sie kennen sich seit einem Jahr und haben sich so leidenschaftlich verliebt, dass sie über die Bedenken ihrer Freunde lächelten, als sie mit ihrer Tochter bei ihrem Partner einzog, der in Scheidung lebt und aus seiner Ehe zwei Söhne hat, die jedes Wochenende da sind – sie bewunderte ihn, weil er (anders als der Erzeuger ihrer Tochter) ein fürsorglicher Vater ist, der unbedingt den Kontakt mit seinen Kindern halten möchte, ihre Hausaufgabenbetreuung organisiert und versucht, ihnen möglichst viel Geborgenheit zu erhalten. Während ihre Tochter den Stiefvater anhimmelt, muss sie von seinem elfjährigen Sohn immer wieder etwas einstecken, was sie für unerträgliche Frechheit hält, sein Sohn aber für eine berechtigte Reaktion auf pädagogische Übergriffe. Als sein Sohn beim Abendessen die Augen rollt und eine Grimasse schneidet, die ihr vermittelt, er halte sie für eine Irre, schickt sie ihn auf sein Zimmer. Wortlos steht nun auch ihr Partner auf und begleitet seinen Sohn in die Auszeit. »Das ist ja nicht auszuhalten, ich muss mich trennen!«, denkt sie.

WOLFGANG SCHMIDBAUER:

Ganz anders als beim Rennen in der Formel 1 haben Paare in Patchworkfamilien umso bessere Startchancen, je langsamer sie es angehen lassen. Das Glück der Verliebten überträgt sich nicht nur ganz und gar nicht auf die Kinder. Im Gegenteil: Es irritiert diese umso mehr, je weniger sie bisher die Trennung der Eltern verarbeitet haben. Ihre Tochter hat mit ihrem Erzeuger, der nie eine Vaterrolle übernahm, innerlich weitgehend abgeschlossen und freut sich über den Mann im Haus. Sein Sohn aber hängt noch an seiner leiblichen Mutter. Sein Trotz speist sich aus einer unbewussten Loyalität. Sie muss lernen, sich in ihrem Ehrgeiz zurückzunehmen, für seine Söhne die bessere Mutter sein zu wollen, sonst riskiert sie auch in Zukunft, dass sich ihr Partner nicht auf ihre Seite stellt. Weil er um jeden Preis verhindern will, dass sich sein Sohn ganz unverstanden fühlt, riskiert er es, sie vor den Kopf zu stoßen. Hastige Parteinahmen sind typisch für gestresste Patchworker, die sich mit der Widerspenstigkeit des Materials nicht befreunden konnten.

Nimmt sie seine Drohungen zu ernst? Später Abend. Sie kommen gerade von einer fröhlichen Party. »Das Auto muss stehen bleiben«, sagt er, »wir haben zu viel getrunken!« Sie warten; ein Taxi kommt vorbei, sie winken es heran, aber bevor sie einsteigen können, versperren ihnen zwei Männer den Weg, »Wir warten hier schon eine halbe Stunde, es ist unser Taxi!« Der Taxifahrer hält sich heraus, er ist nicht bestellt, er hat jemand winken sehen, weiß aber nicht, wer es war. »Das wäre das erste Mal, dass ich mir ein Taxi wegschnappen lasse!«, schreit er. Die Männer bauen sich drohend auf. Sie beginnt zu zittern und zupft ihn am Ärmel, »Komm, wir nehmen das nächste Taxi!« Er zieht sich widerwillig zurück. Zwei Minuten später kommt das nächste Taxi, aber die fröhliche Stimmung ist versaut, sie kann sich nicht beruhigen. »Ich ertrage diese Aggressionen nicht, seit Jahren rastest du wegen solcher Kleinigkeiten aus!« Jetzt ist auch er beleidigt: »Wenn du ein Weichei willst, musst du dir einen anderen Mann suchen, ich werde mich nicht ändern!«

WOLFGANG SCHMIDBAUER:

Ein Kapitel der Konfliktpsychologie ist die Drohungskunde. Sie besagt, kurz zusammengefasst, dass Drohungen in der Regel Gewalt nicht ankündigen, sondern ein Mittel sind, sie zu vermeiden. Feldbeobachtungen an Gorilla-Männchen haben gezeigt, dass deren ausgeprägte Drohrituale kaum je in Handgreiflichkeiten münden. Menschen haben sich in diesem Punkt gar nicht so weit von ihren Primaten-Ahnen entfernt. Drohende Männer können sehr viel besser einschätzen, wie weit sie noch von konkreter Gewaltausübung entfernt sind, als Frauen, die sie beobachten. Während er nur drohen wollte (und zu einer wirksamen Drohung gehört es ja, dass der Gegner sie ernst nimmt), sah sie schon eine blutige Schlägerei auf sich zukommen. Vielleicht hat sie sich aber auch nur vor ihrem eigenen Wunsch gefürchtet, den einen Gockel mit dem anderen zu erschlagen. Anders als feudale Damen genießen es emanzipierte Frauen nicht, wenn sich Männer ihretwegen duellieren.

Soll sie ihm ihre Geldbörse zustecken?

Er arbeitet als selbstständiger Eventmanager und kommt nur über die Runden, weil ihm seine Eltern eine Eigentumswohnung geschenkt haben. Seine Freundin hat ein festes Einkommen als Studienrätin und einen Bausparvertrag. Wenn sie beim Italiener oder Griechen essen gehen, wo meist der Mann angesprochen wird, wenn es darum geht, den Wein zu kosten oder die Rechnung zu bezahlen, steckt sie ihm ihre Geldbörse zu. Sie hat ihn schließlich eingeladen. Er könnte sich das nicht leisten. Sie will ihn nicht vor dem Kellner blamieren. Als sie das ihrer Freundin erzählt, ist diese entsetzt. »Damit musst du aufhören. Er muss doch dazu stehen, dass er pleite ist. Er muss anfangen, etwas dafür zu tun, dass er dich auch einmal einladen kann!«

WOLFGANG SCHMIDBAUER:

Obwohl es mir nicht leichtfällt, liebevoll gemeinte Gesten in Frage zu stellen, gebe ich der Freundin Recht. Die zugesteckte Börse ist ein kleiner Schritt auf einem falschen Weg. Paare sollten sich hüten, einander heimlich Dinge zuzustecken, um reale Unterschiede zu vernebeln. Sobald er anfängt, ihre Unterstützung wie selbstverständlich anzunehmen, wird es gefährlich. Dann ist er nicht mehr dankbar für ihre Unterstützung, sondern beginnt, es zickig zu finden, wenn sie ihn auf diese Asymmetrie aufmerksam macht. Frauen neigen mehr als Männer dazu, mangelndes Engagement ihres Partners für die Beziehung durch eigene Zuschussleistungen auszugleichen. Dadurch gerät die Liebe in eine Schieflage. Oft erntet die Frau nicht Dankbarkeit, sondern den Vorwurf, sie sei zu dominant, raube dem Partner die Luft und sei am Ende selber schuld, wenn dieser sich in einer neuen Liebe von angeblich drückenden Verpflichtungen befreit.

Soll er ein Büro mieten, um ungestört arbeiten zu können?

Solange sie eine Wochenendbeziehung hatten, gab es das Problem nicht. Als sie dann zusammenzogen, waren sie zunächst positiv überrascht. Die von Freunden vorausgesagten Schwierigkeiten, sich in einem gemeinsamen Haushalt auf die Nerven zu gehen, stellten sich nicht ein. »Ich finde es einfach nur schön, jeden Morgen neben dir aufzuwachen«, sagte er. Bisher hatte er als Software-Entwickler in einer Firma gearbeitet. Sein Chef hatte keine Lust mehr und verkaufte den Laden. Ihm blieben so viele feste Kunden, dass er sich selbstständig machen konnte. Seither arbeitet er zu Hause – und jetzt hat er ein Problem mit seiner Freundin. Sie kommt zu ihm, will mit ihm reden, erbittet Hilfe im Haushalt – und er verliert den Faden in seiner Arbeit. »Ich kann ja nicht wissen, ob du gerade arbeitest, ein Video schaust oder spielst«, sagt sie. »Du sitzt ja den ganzen Tag vor der Kiste!« »Ich muss ein Büro mieten«, sagt er, »dann haben wir das Problem nicht mehr!«

WOLFGANG SCHMIDBAUER:

Es gibt ein italienisches Sprichwort: Wer es nicht im Kopf hat, braucht es in den Beinen, chi non ha testa, abbia gambe*! Es wäre unklug, den Wert technischer Lösungen für emotionale Probleme zu unterschätzen. Aber er müsste erst einmal versuchen, öfter zu ihr zu gehen und sie zu »stören«. So lange er in seinem Zimmer sitzen bleibt und hofft, dass sie ihn sitzen lässt, hat er noch nicht genug getan. Er sollte sich fragen, ob er ihr gegenüber nicht so viel Aktivität und Empathie entfalten kann, dass ihr klar wird, wann er gerne etwas mit ihr macht. Auf jeden Fall muss er in seine Überlegungen einfließen lassen, dass ein lieber Mensch im Zimmer nebenan nicht nur Störungen verursacht, sondern auch Bürolangeweile bekämpfen könnte, wenn man ihn zu schätzen weiß und mit ihm über gemeinsam und getrennt verbrachte Stunden verhandelt. Wenn er also der emotionalen Aufgabe etwas abgewinnt, sein Bedürfnis nach einem eigenen Raum in der Partnerschaft zusammen mit ihr zu entwickeln, kann er sich womöglich Weg und Miete sparen.*

Warum genießt sie den Sieg über die Rivalin nicht?

Sie sind seit einigen Monaten ein Paar. Viele ihrer Freundinnen beneiden sie, denn er sieht nicht nur gut aus, er ist auch sehr großzügig und aufmerksam, lädt sie zu gemeinsamen Reisen ein, die er so liebevoll vorbereitet, dass sie sagt: »Wenn ich mit dir unterwegs bin, muss ich keinen Baedecker kaufen!« Einmal benutzt sie sein Handy, weil ihr Akku leer ist. Sie entdeckt eine SMS, die sie misstrauisch macht. Er, zur Rede gestellt, ist ganz Reue und beendet den Kontakt zu der anderen Frau. Das sei nichts Ernstes gewesen, nur Suche nach Selbstbestätigung, sagt er und bittet sie, ihm zu verzeihen. Sie tut es und bleibt, aber es ist nicht mehr wie früher. Bisher war sie eine leidenschaftliche Liebhaberin; jetzt passiert nicht einmal dann viel, wenn er die Initiative ergreift. »Ich verstehe das nicht«, sagt er, »du bist doch die Siegerin, mich würde das stolz machen!« »Meinst du, nur dir fehlt etwas?«, fragt sie.

WOLFGANG SCHMIDBAUER:

Männer glauben gar nicht selten, dass Frauen glücklich sein müssten, ihren Romeo in einem erotischen Wettbewerb (zurück)gewonnen zu haben. Aber Dritte in der Liebe werden nicht durchweg als Rivalen erlebt, die sich aus dem Feld schlagen lassen. Sie sind dann für Verliebte eine Katastrophe, nach der nichts mehr so ist wie früher. Die Liebe versprach in diesen Fällen einen von jeder Gefahr – auch der einer Rivalität – befreiten Zustand inniger Verschmelzung. In ihrem durch ihn zerstörten Paradies liegen überall Scherben, an denen sie sich verletzt, wenn sie sich wie früher in die gemeinsame Erotik fallen lassen will. So ist sie auf der Hut und meidet das Trümmerfeld. Um solche Scherben wegzuräumen, braucht es mehr Geduld und Einfühlung, als seine Rede von der Siegerin vermittelt.

Darf er ihre Familie Mischpoke nennen?

Sie hat im Rentenalter noch einen Liebespartner gefunden, nachdem ihr früherer Lebensgefährte verstorben war. Sie teilen viele Interessen, haben ein erfülltes Intimleben, wohnen aber nicht zusammen. Er ist ebenfalls verwitwet; beide haben aus ihren früheren Beziehungen jeweils zwei Kinder. Sie ist sehr glücklich über ihre späte Liebe, aber es gibt doch einen Wermutstropfen: Er will an ihren Familienfeiern nicht teilnehmen. Wenn sie Geburtstag hat, kommen ihr Sohn, ihre Tochter und fünf Enkel, es ist lustig, es gibt interessante Gespräche. Er fehlt. Wenn sie ihn zur Rede stellt, behauptet er, er kenne die Gäste nicht gut und würde sich langweilen. Familien sollten unter sich bleiben. Als sie energisch widerspricht, sagt er abschätzig, sie solle ihm mit ihrer Mischpoke vom Hals bleiben.
Sie ist jetzt sehr verzweifelt und denkt über eine Trennung nach.

WOLFGANG SCHMIDBAUER:

Im Jiddischen steht Mischpoke wertneutral für Familie. Das Wort wird aber im Alltagsdeutsch mehr im Sinn des Bonmots von Karl Kraus verwendet, das Wort Familienbande hat einen Beigeschmack von Wahrheit. *Nach meiner Erfahrung sind Liebesbeziehungen überlastet, wenn die Liebenden voneinander erwarten, dass Familienangehörige unbedingt in den magischen Kreis einbezogen werden sollten. Ich fände es aber taktvoller, wenn er erklären würde, weshalb er keine Lust hat, ihre Kinder und Enkel zu treffen. Seine voreiligen Normen reizen zum berechtigten Widerspruch. Auch im Rentenalter kann der Aufbau einer Patchworkfamilie Spaß machen; andererseits gibt es aber auch Menschen, die ihre späten Liebesbeziehungen vor den Augen einer als kritisch erlebten Jugend ebenso verbergen wollen, wie es sonst junge Leute vor ihren Eltern tun.*

Soll sie ihn nie wieder coachen? Noch vor Abschluss seines Informatikstudiums hat er eine eigene Firma gegründet, die Software entwickelt und inzwischen so gewachsen ist, dass er einen zweiten Geschäftsführer eingestellt hat. Seine Freundin arbeitet als Ärztin in einem Krankenhaus; beide planen eine gemeinsame Zukunft und Kinder. Er hat sie immer in seine geschäftlichen Entscheidungen einbezogen. Sie findet aber, dass er wenig auf sie hört. Er beklagt sich über unerträglichen Stress, wischt dann aber ihre Vorschläge vom Tisch: Sie habe ja keine Ahnung, wie hart es in seiner Branche zugehe. Auch mit dem zweiten Geschäftsführer gibt es bald Streit. Sie versucht, ihn zu unterstützen, indem sie ihm geduldig zuhört und in langen Gesprächen erklärt, dass zu solchen Konflikten zwei Rechthaber gehören. Er wird stiller, je eindringlicher sie fordert, einen eigenen Anteil an den Problemen zu sehen. Nachher sagt er: »Dieses Gespräch hat mir gar nicht geholfen!« »Dich coache ich nie wieder«, sagt sie.

WOLFGANG SCHMIDBAUER:

Sie sollte ihn nicht mit seinen Problemen allein lassen, aber ihre Haltung verändern. Es geht nicht darum, ihn zu bessern, sondern zu trösten, seine seelischen Wunden zu verbinden, ohne ihm einzuschärfen, dass er selbst für sie verantwortlich ist. Wenn ein charismatischer Firmengründer einen Stellvertreter sucht, werden oft die Federn fliegen; es gibt auf jedem Misthaufen schließlich nur einen Gockel. Je mehr sie sich mit seiner charismatischen Seite ausgesöhnt hat, desto weniger wird sie versuchen, ihn mit dem Vorwurf zu beschämen, dass er sich seine Probleme selbst einbrockt. Umgekehrt wird er, wenn er nicht weiterweiß, mit einem professionellen Coach sehr viel besser klarkommen als mit seiner Partnerin, vor der er doch lieber glänzt als den Gründen für die kahlen Stellen in seinem Gefieder nachzugehen.

Vertreibt ihn ihre Diskussionsfreude?

Sie sind seit drei Jahren ein Paar. Sie ist 27, er 31; sie kommt aus einer intellektuellen Familie, er nicht. Sie findet ihn gefühlvoll, aber auch eigenwillig; er hat feste Vorstellungen von sich und einer Beziehung, die sie manchmal genießt, an denen sie sich aber auch reibt. Für sie sind Diskussionen selbstverständlich, aber er fühlt sich dadurch immer angegriffen und in seiner Männlichkeit verletzt. Er wird dann unsicher und zieht sich auch erotisch von ihr zurück, was sie wiederum zu neuen Beziehungsdebatten reizt. Er klagt, er werde nur noch unter Druck gesetzt und verweigert sich total. Sie vermisst ihn dann sehr und bemüht sich, ihm entgegenzukommen und sich ihre Diskussionsfreude zu verkneifen. Das gelingt ihr aber immer nur für kurze Zeit. Dann kann sie sich nicht mehr beherrschen und hofft, dass sie sich ihm diesmal endlich verständlich machen kann.

Das endet jedes Mal wieder in einem Streit. Allmählich spürt sie, dass ihr die Kraft ausgeht. Aber sie liebt ihn doch! Was kann sie tun, um die Beziehung zu retten?

WOLFGANG SCHMIDBAUER:

Liebe kann auch sehr unterschiedliche Menschen verbinden. Wenn sich aber ihr Zusammenleben erträglich gestalten soll, brauchen sie entweder starke gemeinsame Werte oder Empathie. Da beide, was Beziehungsdebatten und Streitkultur angeht, ganz unterschiedliche Wertvorstellungen haben, müssten sie dieses Defizit durch Einfühlung ausgleichen. Sie sollte aufhören, überall dort, wo sie ihn nicht versteht, aus ihrem Vorrat an Argumenten zu schöpfen und ihm klarzumachen, wie sich ein richtiger Mann verhalten muss. Erst wenn sie akzeptiert hat, wie viel Sicherheit und Anerkennung er benötigt, hat sie eine Chance, sich ihm wirklich zu erklären. Er hingegen sollte sich nicht vor ihren intellektuellen Wolkenbrüchen verkriechen, sondern um sein Recht auf debattenfreie Zonen in einer Liebesbeziehung kämpfen.

Warum verliebt sie sich ausgerechnet in Familienväter?

Sie bezeichnet sich selbst als »freakig«. Sie ist Single, mittleren Alters, beruflich eingespannt und hat eigentlich nur in ihrer Jugend feste Beziehungen gehabt. Jetzt hat sie sich schon wieder in einen Familienvater verliebt, den sie über Bekannte traf. Dabei hat sie in ihrer letzten Beziehung zu einem solchen Mann die Erfahrung gemacht, dass er sie nur als erotische Reserve wollte. Auch der Neue ist sympathisch und attraktiv, aber sie hat sich bisher jede Intimität verboten. Sie findet es nicht richtig, sich mit Verheirateten einzulassen, allein schon wegen der Kinder. Sie zerbricht sich den Kopf darüber, warum dieser Mann sie so fasziniert. Auch er hat schon mehrfach Annäherungsversuche gestartet, sagt gerne mal über sich, dass er gut aussieht, und prahlt damit, und wie viele Freundinnen er vor seiner Ehe hatte. Dann fällt es ihr schwer zu widerstehen, aber sie hat den Verdacht, dass er eigentlich im tiefsten Inneren nur Selbstbestätigung in einem Seitensprung sucht. »Männer sind für mich ein Mysterium«, seufzt sie.

WOLFGANG SCHMIDBAUER:

Interessant, dass sie sich selbst als »freakig« bezeichnet, aber die Freak-Seite des Mannes, in den sie sich verguckt hat, ein Mysterium nennt. Wäre sie durch und durch freakig, hätte sie keine Bedenken, mit einem Familienvater durchzubrennen. Vielleicht versucht sie durch das Freak-Bild, ihre Sehnsucht abzuwehren, selbst eine heile Familie zu haben. So gerät sie zwischen Baum und Borke, kann weder die Freuden der Freaks genießen noch die Wonnen der Angepassten. Ich vermute, dass sie sich vor ihrer Weiblichkeit ängstigt. Familienväter interessieren sie, weil es eine große, von ihr schuldhaft erlebte Aufwertung für ein geschwächtes Selbstgefühl ist, einen Mann zu erobern, der alles geschafft hat, was sie unbewusst ersehnt.

Muss sie sich ihre Muttersprache verkneifen?

Sie haben sich in einem international operierenden Unternehmen kennen und lieben gelernt. Sie ist in Rom geboren, er in Gelsenkirchen; die Konzernsprache ist Englisch, so dass in der Beziehung der beiden die unterschiedlichen Nationalitäten bisher kaum eine Rolle gespielt haben. Das ändert sich, als ihre Mutter zu Besuch kommt. Die beiden Frauen fallen sich in die Arme und parlieren nur noch in ihrer Muttersprache, die er nicht versteht. Ihre Mutter ist Ärztin. Sie kann recht gut Englisch, aber weder Mutter noch Tochter halten es für nötig, ihn einzubeziehen. »Ihr habt mich ausgeschlossen«, sagt er später zu seiner Freundin. Sie reagiert empört: »Italienisch ist viel schöner als Englisch! Bisher haben alle meine Freunde auch meine Muttersprache geliebt – soll ich sie nicht mehr sprechen?« »Darum geht es mir doch nicht«, sagt er gequält.

WOLFGANG SCHMIDBAUER:

Es geht in der Tat nicht darum, Belcanto gegen Business antreten zu lassen, sondern um die Empathie des römischen Mutter-Tochter-Paares für den Mann aus Gelsenkirchen, der sich fühlt wie im falschen Film. Das Problem ist nicht nur dadurch entstanden, dass sie nicht daran gedacht hat, wie wenig er ihrem Gespräch folgen kann. Es hat auch damit zu tun, dass er sich nicht gleich wehrt und den beiden Frauen klarmacht, dass er mitverstehen und mitreden will. Nachträgliche Vorwürfe richten oft Schaden an, weil sie den Partner in die Rolle eines Liebes-Versagers bringen, die kaum jemand ohne entsprechenden Gegen-Vorwurf auf sich sitzen lassen kann, so vernünftig das in der Regel wäre. Kluge Liebende erkennen, wo sie nur können, die liebevolle Absicht des Partners und tadeln nur mit äußerster Vorsicht gelegentliches Versagen in deren Umsetzung.

Ist Sex nach Plan besser als gar keiner?

Sie sind seit zwölf Jahren zusammen, seit acht verheiratet und seit der Geburt ihres jetzt siebenjährigen Sohnes immer wieder in Streit, weil er enttäuscht ist, dass sie so wenig bereit ist, erotisch auch einmal die Initiative zu ergreifen. »Wenn ich nicht alles mache, würde gar nichts mehr passieren«, klagt er. »Ich komme ja gar nicht dazu, mir zu überlegen, was ich will, du bist immer schon vorher da!«, hält sie dagegen. Jetzt kommt er, der als Kinderarzt in einer Klinik arbeitet, beschwingt von einer internen Arbeitstagung über Bindungsforschung nach Hause und hält ihr einen Aufsatz unter die Nase, den Vortrag eines angesehenen Paartherapeuten. Er hat die Stelle markiert, an der dieser altgedienten Paaren »geplante Zeiten und Orte« empfiehlt. »Es ist doch ganz einfach«, sagt er, »in den geraden Wochen verführe ich dich, in den ungeraden du mich!«

WOLFGANG SCHMIDBAUER:

Der Rat ist nicht ganz neu. Laurence Sterne (1713–1768) erzählt in Leben und Ansichten von Tristram Shandy, Gentleman, *wie der Vater des Helden jeweils Samstagnachmittag, nachdem er die große Standuhr aufgezogen hatte, mit seiner Frau schlief, die ihn während der Zeugung seines Sohnes angelegentlich fragte: »Did you wind up the clock?« Obwohl Paare mit einem regelmäßigen Sexualleben fester aneinander gebunden sind, finde ich es problematisch, wenn Autoritäten von außen in eine Liebesbeziehung importiert werden und Leistungsdruck schaffen. Er sollte lieber nicht mehr nachzählen, wie oft er selbst und wie selten sie die Initiative ergreift, oder ihr seine eigenen Vorstellungen mit Hilfe eines Experten aufnötigen. Sich lieben zu lassen ist eine passive, keine minderwertige Form der Liebe.*

Soll sie für ihn bürgen? Sie hat ihn auf einem Fest kennengelernt und ist begeistert. Er sieht gut aus, liest ihr die Wünsche von den Augen ab, ist längst nicht so verklemmt wie ihr letzter Freund, von dem sie sich vor einem halben Jahr getrennt hat, weil sie fürchtete, neben ihm selber langweilig zu werden. Alles sollte geregelt sein, das Wochenende musste sie zu Hause verbringen, weil er unter der Woche viel unterwegs war, und wenn sie ihn einmal überredet hatte, in eine Ausstellung oder ein Konzert zu gehen, verdarb ihr sein kaum unterdrücktes Gähnen den Spaß. Ihr jetziger Freund ist ganz anders, voller Ideen – allerdings ist er auch oft pleite, kann anscheinend nicht mit Geld umgehen, wechselt öfters die Arbeit, weil er sich von seinen Chefs ausgenützt fühlt und es satt hat, dass diese seine tollen Ideen als ihr eigenes Werk ausgeben. Jetzt will er sich mit einer Software-Idee selbstständig machen. Das wird der Renner! Alles, was er braucht, ist eine Bankbürgschaft – könnte sie nicht ihre Eigentumswohnung eintragen lassen, eine reine Formalität?

WOLFGANG SCHMIDBAUER:

Ich kann sie nur warnen und eines meiner italienischen Sprichwörter zitieren: Amici cari, conti chiari*! Zu Deutsch: Je lieber die Freunde, desto durchsichtiger die Rechnungen. Verliebte Menschen neigen dazu, ihre eigenen Tugenden dem Partner zuzuschreiben. Sie kann sich womöglich überhaupt nicht vorstellen, dass ihr Freund ganz anders mit Geld hantiert als sie. Außerdem haben Frauen nicht selten Schuldgefühle, einen geliebten Mann in seinen Selbstüberschätzungen scheitern zu lassen. Wenn sie aber mit ihm scheitern, sind beide beschädigt und die Liebe findet ein trauriges Ende. Eine Bürgschaft heißt, dass sie im Fall einer Insolvenz mit dem eingetragenen Betrag haftet, im schlimmsten Fall also am Ende genauso pleite ist wie er. Er profitiert letztlich mehr von einer Freundin, die sorgfältig darauf achtet, dass ihr Durchschnittsschiff seetüchtig bleibt, wenn seine Titanic gegen den Eisberg läuft.*

Warum wird es in der Nähe plötzlich so kalt? Sie sind jetzt drei Jahre zusammen und haben sich vor einem halben Jahr eine gemeinsame Wohnung gesucht. Sie sind beide in einer großen Beraterfirma angestellt und lernten sich während eines Projekts kennen, das sie leitete. Seither achten sie darauf, dass sie nicht mehr zusammen in einer Projektgruppe sind. Sie sind oft von Dienstag bis Freitag unterwegs und haben sich von einem gemeinsamen Nest versprochen, dass dann alles bequemer wird und die Erotik aufblüht, wenn sie immer zusammen einschlafen und aufwachen. Nach einigen Monaten sagt er: »Eigentlich war es früher besser, da hattest du mehr Lust auf mich, wir haben öfter miteinander geschlafen, obwohl es schwieriger zu organisieren war.« »Stimmt«, meint sie, »nur habe ich den Eindruck, dass du es bist, dem die Lust vergangen ist!«

WOLFGANG SCHMIDBAUER:

Gelegenheit macht nicht immer Liebe. Wenn Paare zusammenleben, müssen sie viele Störungen verarbeiten und nach gemeinsamen Konzepten suchen, was ordentlich, was sauber, was schön ist. Die Möglichkeiten, beleidigt zu sein, multiplizieren sich. Wer sich dann zurückzieht und schmollt, verliert oft auch die Lust auf Sex. Das ist dann ein nicht besonders deutliches Signal für die Forderung: »Ändere dich, sonst geht nichts mehr!« Wenn beide nicht anfangen, ihre Revierkämpfe weniger indirekt auszutragen, sehe ich keine gute Zukunft für ihre Erotik. Gut finde ich, dass sie mit dem Problem Pingpong spielen und keine einseitigen Schuldzuweisungen pflegen, welche die Fronten verhärten.

Wird er ihr je verzeihen? Sie hat ihn in unruhigen Zeiten kennengelernt. Sie war frisch geschieden, suchte neue Geborgenheit und doch eine Beziehung, die ganz anders war als ihre Ehe, in der sie sich auf die Rolle als Mutter und Hausfrau reduziert fühlte. Sie hatte eine Affäre mit ihm und trennte sich von ihm, weil er sie mit der Bemerkung vor den Kopf stieß, er könne und werde ihr ihre Scheidungskastanien nicht aus dem Feuer holen. Das kam ihr lieblos vor – der Mann, den sie haben wollte, hätte ALLES für sie tun müssen. So verliebte sie sich in einen anderen Mann, der ihr ALLES versprach. Bald fand sie allerdings heraus, dass das auf eine Wiederholung ihrer Ehe hinauslief. Sie fühlte sich eingesperrt und kehrte in die ursprüngliche Beziehung zurück. Jetzt sind sie zwei Jahre zusammen und haben viele glückliche Stunden verbracht. Sie schätzt seine Art, Freiräume zuzulassen und ihre Selbstständigkeit zu unterstützen. Manchmal ist er ihr aber zu vorsichtig, zu sehr auf seine Unabhängigkeit bedacht. Sie beklagt sich darüber. »Es steckt mir in den Knochen, wie du vor zwei Jahren mit dem anderen abgehauen bist«, sagt er. Sie ist sehr betroffen. Wird er ihr je verzeihen? Kann sie das wiedergutmachen?

WOLFGANG SCHMIDBAUER:

Sie sollte davon ausgehen, dass er ihr längst verziehen hat, sonst wäre er nicht mit ihr zusammen. Ihre Betroffenheit steht dafür, dass sie den Glauben an die perfekte Liebe noch nicht aufgegeben hat. Alltagstaugliche Liebe ist gut genug, aber nicht perfekt; perfekte Liebe wünschen wir uns, wenn unsere Beziehungen nicht gut genug sind oder waren. Indem sie ihn verließ, es mit einem anderen Mann probierte und wieder zu ihm zurückkehrte, hat sie ihm etwas genommen und etwas gegeben. Er hat die Sicherheit verloren, der Einzige zu sein, aber die Sicherheit gewonnen, dass sie lieber mit ihm zusammen ist als mit dem Rivalen. Er tut weder sich noch ihr einen Gefallen, wenn er seine Verlustängste ihrer Liaison mit dem anderen in die Schuhe schiebt. Es ist klüger, das erotische Selbstgefühl auf einer guten Krisenbewältigung aufzubauen als darüber zu klagen, dass nicht alles von Anfang an super gepasst hat.

Register